Teresa Keck, Natalie Stadelmann

Yoni Steaming

Praxisbuch Dampfsitzbad –
Grundlagen, Anwendungen, Selbstfürsorge

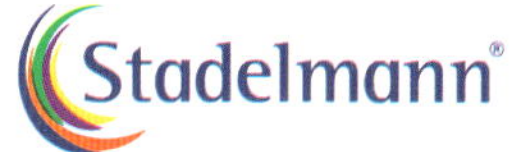

Teresa Keck, Natalie Stadelmann

Yoni Steaming

Praxisbuch Dampfsitzbad –
Grundlagen, Anwendungen,
Selbstfürsorge

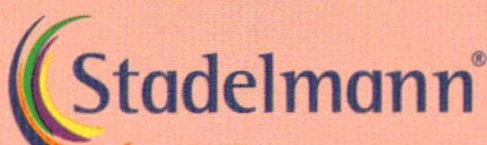

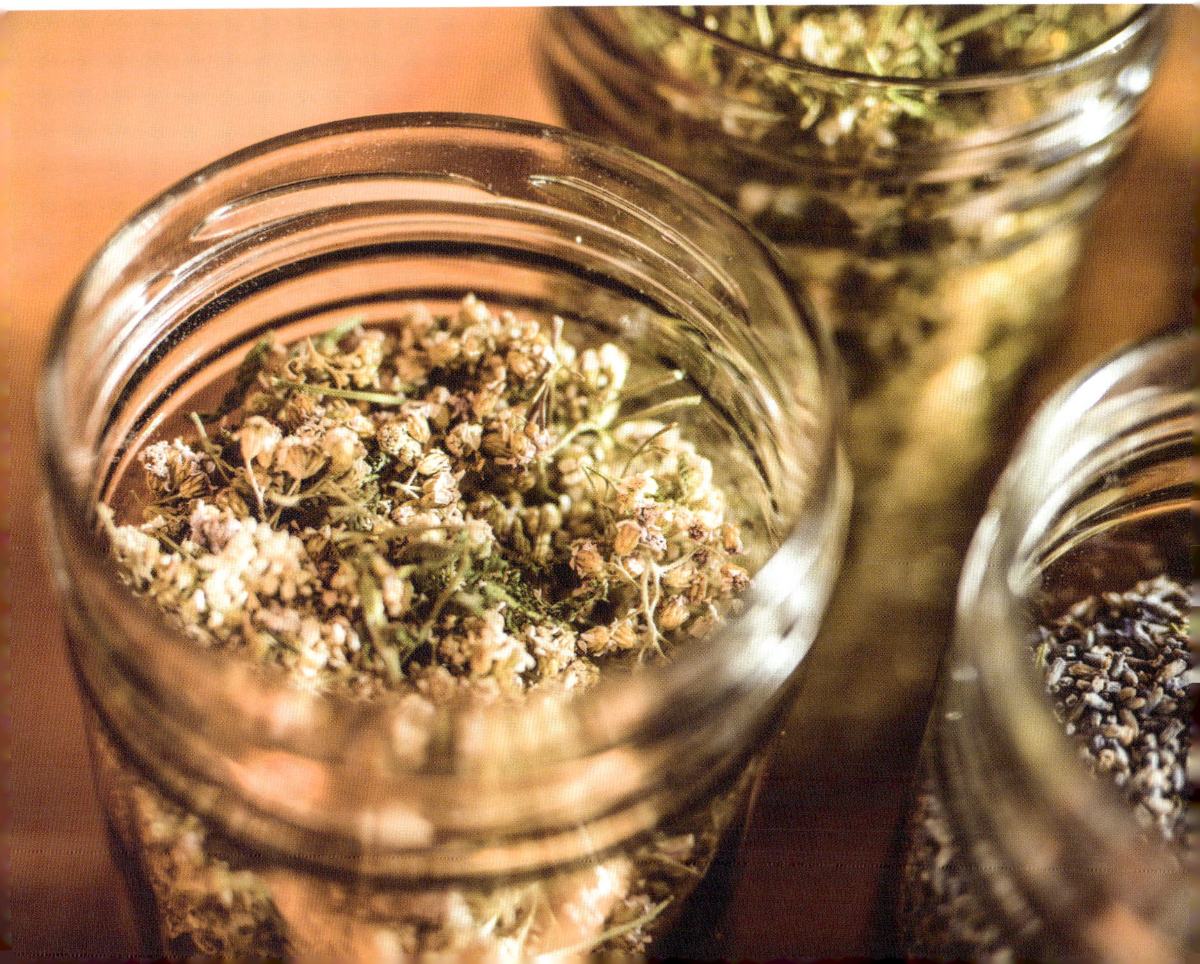

Vorwort

Im Frühjahr 2018 lebte ich mit meinem Mann und unserer einjährigen Tochter für einige Monate bei einer befreundeten Familie in Kalifornien (USA). In der Wohnung unserer Gastgeber stand eine mir bis dahin unbekannte Vaginal Steam Sauna: ein würfelartiger Hocker aus Holz mit abnehmbarem Deckel und einer handgroßen Öffnung auf der Sitzfläche. Unsere Gastgeberin benutzte die Sauna während unseres Aufenthaltes regelmäßig. Sie überbrühte in einem Topf eine Handvoll Kräuter mit kochendem Wasser und stellte den Aufguss in den Hocker. Dann setzte sie sich darauf und ließ den warmen Kräuterdampf etwa 15 Minuten einwirken.

Ich erfuhr, dass Frauen in vielen Ländern der Erde warmen Kräuterdampf traditionell für ihre Intimgesundheit nutzten: rund um die Menstruation und die Geburt ihrer Kinder, aber auch bei einer Vielzahl gynäkologischer Beschwerden. Heute ist – so meine amerikanische Freundin – dieses Wissen weitgehend vergessen. Sie erzählte mir von der Amerikanerin Keli Garza, die sich seit einigen Jahren jedoch für die Wiederentdeckung des alten Hausmittels und für seine Anerkennung in der ganzheitlichen Frauenheilkunde einsetzte. Mit zunehmendem Erfolg. In den USA gibt es inzwischen eine regelrechte Bewegung von Frauen, die Vaginal Steaming als ebenso natürliches wie wirkungsvolles Heilmittel feiert und in alle Welt trägt.

Wieder zu Hause im Allgäu brachte ich im Herbst 2018 unsere zweite Tochter zur Welt. Im Geburtsvorbereitungskurs realisierte ich: Was die Amerikanerinnen gerade unter dem Begriff Vaginal Steaming neu entdecken, hat im deutschsprachigen Raum eine bis heute äußerst lebendige Tradition, und zwar in der Geburtsvorbereitung. Hebammen empfehlen den Schwangeren regelmäßige Dampfsitzbäder mit Heublumen ab der 38. Schwangerschaftswoche. Sie sollen den Beckenboden entspannen, das Gewebe weich machen, Geburtsverletzungen vorbeugen und nach dem errechneten Geburtstermin sogar die natürliche Geburtseinleitung unterstützen können. Fast alle Frauen in meinem Allgäuer Geburtsvorbereitungskurs wendeten die Heublumendämpfe auf Anraten unserer Hebamme an und schwärmten angesichts ihrer wohltuenden und entspannenden Wirkung. Ein kontrovers diskutiertes Thema war jedoch die praktische Durchführung: Sollte wirklich wie von der Hebamme empfohlen auf der Toilette gedampft werden? Das empfanden einige werdende Mütter als unangenehm.

So entstand – gemeinsam mit meinem Mann und seinem besten Freund – die Idee für www.yunna.org, einen Online-Shop für die besonderen Hocker, wie ich sie als Vaginal Steam Saunas in Kalifornien kennengelernt hatte. Unsere Hocker sollten jedoch aus heimischen Hölzern handgefertigt werden.

Im Oktober 2019 ging www.yunna.org online. Was seither passiert ist, ist fantastisch! Hunderte von Frauen aus Deutschland, Österreich und der Schweiz haben uns kontaktiert und unsere „Yunnaboxen" bestellt. Ich erfuhr, dass unsere Kundinnen die Hocker nicht nur zur Geburtsvorbereitung, sondern auch für viele andere Themen benutzten. Immer wieder erreichten mich Nachrichten wie diese: „Liebe Teresa, meine Nachbarin hat mir ihre Yunnabox geliehen, weil ich Anfang der Woche eine wirklich heftige Blasenentzündung hatte. Ich kann dir sagen, ich bin soooo dankbar, dass ich die Yunnabox kennenlernen durfte. Es tat mir enorm gut, körperlich wie auch seelisch!" Dass die Rückmeldungen zu dem alten Hausmittel so euphorisch ausfallen würden, überraschte mich ehrlich gesagt selbst.

Von Monat zu Monat kam ich mit mehr Frauen in Kontakt, die mit ihren Geschichten und Anliegen an mich herantraten. Die wenigsten Ärztinnen, Apothekerinnen oder Heilpraktikerinnen kannten Dampfsitzbäder zu dem Zeitpunkt. Darum stellten viele Kundinnen ihre Fragen zur Anwendung der heilsamen Kräuterdämpfe – mir. Vor allem eine Frage wiederholte sich: „Welche Kräuter kann ich für mein Dampfsitzbad verwenden?" Die Antwort suchte ich als Germanistin zuallererst in der Bibliothek. Ich wurde in einzelnen historischen und aktuellen Texten fündig. Was es jedoch nicht gab, war ein Werk, das das alte und neue Wissen zu Dampfsitzbädern bündelte.

So wurde die Idee für dieses Buch geboren: Ich begann, die verschiedenen Informationen und Kräuterrezepturen zusammenzutragen und für interessierte Leserinnen aufzubereiten. Parallel dazu schrieb ich Erfahrungsberichte von den vielen Steaming-Anwenderinnen auf, mit denen ich im Rahmen des Yunna-Projekts und meiner Workshop-Tätigkeit in Kontakt kam. Bald hatte ich jede Menge Material beisammen. Doch wie war das alles fachlich einzuschätzen?

Um meinen Kundinnen und Leserinnen wirklich fundierte Empfehlungen für Yoni-Steam-Anwendungen und grundsätzlich geeignete Kräuter geben zu können, erschien es mir sinnvoll, für mein Buchvorhaben eine Mit-Autorin mit pharmazeutischem Hintergrund ins Boot zu holen. Die notwendige Expertise fand ich bei Natalie Stadelmann, die wie ich im Allgäu zu Hause ist. Sie ist Mitarbeiterin der Bahnhof-Apotheke Kempten, Aromaexpertin, Bestsellerautorin und unglaublich begeistert vom Yoni Steaming! Ihr Fachwissen zur Wirkung von naturheilkundlichen Wärmeanwendungen und zur Verwendung von Heilkräutern und ätherischen Ölen hat mich von Anfang an beeindruckt. Gemeinsam haben wir für das vorliegende Buch unser Wissen und unsere Erfahrungen zusammengetragen und uns wunderbar ergänzt.

Mein besonderer Dank gilt neben Natalie und dem Team des Stadelmann-Verlags allen Frauen, die ihre Steaming-Erfahrungen mit mir geteilt haben und die einverstanden waren, dass ihre Geschichten in dieses Buch einfließen dürfen. Um ihre Anonymität zu wahren, haben wir bei den Erfahrungsberichten die Namen geändert. Danken möchte ich außerdem Kristin und Thomas, ohne die es weder Yunna noch dieses Buch geben würde, sowie Tino und Fre, die Yunna mit mir gestartet und seither in allen Lebenslagen gewuppt haben. Danke an Johanna, die mein allererstes Yunna-Video an Natalie weitergeleitet und uns auf diese Weise zusammengebracht hat, sowie an Andrea und Sita für die wunderschönen Fotos. Danke an Mama, Martina und Fritz, die mir regelmäßig den Rücken fürs Schreiben freigehalten und unsere Kinder liebevoll betreut haben. Meine Freundinnen Caro, Anna, Maria, Hanna und Anne haben mich mental und praktisch im Entstehungsprozess des Buches unterstützt. Auch Barbara von der Naturheilpraxis Hollerbusch sei an dieser Stelle erwähnt. Danke euch! Ein besonderer Dank gebührt zum Schluss noch Katharina Kühnel, Hebamme im Geburtshaus Rosenheim und leidenschaftliche Forscherin und Vernetzerin auf dem Feld des Yoni Steaming. Unser fachlicher Austausch ist für mich sehr wertvoll und davon hat auch dieses Buch profitiert. Nun wünsche ich viel Freude beim Lesen.

Herzliche Grüße aus dem Allgäu — Teresa Keck

PS: Über Anmerkungen und Feedback freue ich mich per E-Mail an teresa@yunna.org.

Wie du dieses Buch benutzen kannst

Unser Buch richtet sich in erster Linie an Frauen, denn sie sind es, die früher das Wissen um alte Haus- und Heilmittel von Generation zu Generation weitergegeben haben; und sie sind es auch, die Yoni Steaming heute wieder neu entdecken und mehrheitlich anwenden. Mit „Frauen" meinen wir alle Menschen, die sich selbst als Frau fühlen und bezeichnen. Im Buch verwenden wir im Zweifelsfall die grammatikalisch weibliche Form. Aber natürlich sind uns auch Menschen mit anderen Geschlechtsidentitäten als Lesende willkommen.

Du kannst das Buch wie einen Roman von Anfang bis Ende lesen. Du kannst aber auch die Themen nachschlagen, die dich gerade interessieren. Jedes Kapitel ist in sich verständlich, auch wenn du den Rest des Buches noch nicht oder nur teilweise gelesen hast. Die ersten beiden Kapitel „Einleitung" und „Praxis" geben dir grundlegende Informationen zum Yoni Steaming, seiner Geschichte, Wirkungsweise und praktischen Anwendung an die Hand. In den anschließenden Kapiteln findest du Anwendungsbeispiele fürs Yoni Steaming – von Zyklusachtsamkeit und Selbstfürsorge über gesundheitliche Probleme bis hin zu Themen wie Sexualität, Kinderwunsch, Schwangerschaft und Geburt.

Im letzten Kapitel haben wir die wichtigsten Yoni-Steam-Pflanzen für dich portraitiert. Hier kannst du tiefer eintauchen in ihre Anwendungsmöglichkeiten und Wirkungsweise und erfährst, wie du sie für dein Yoni Steaming bewusst auswählen kannst.

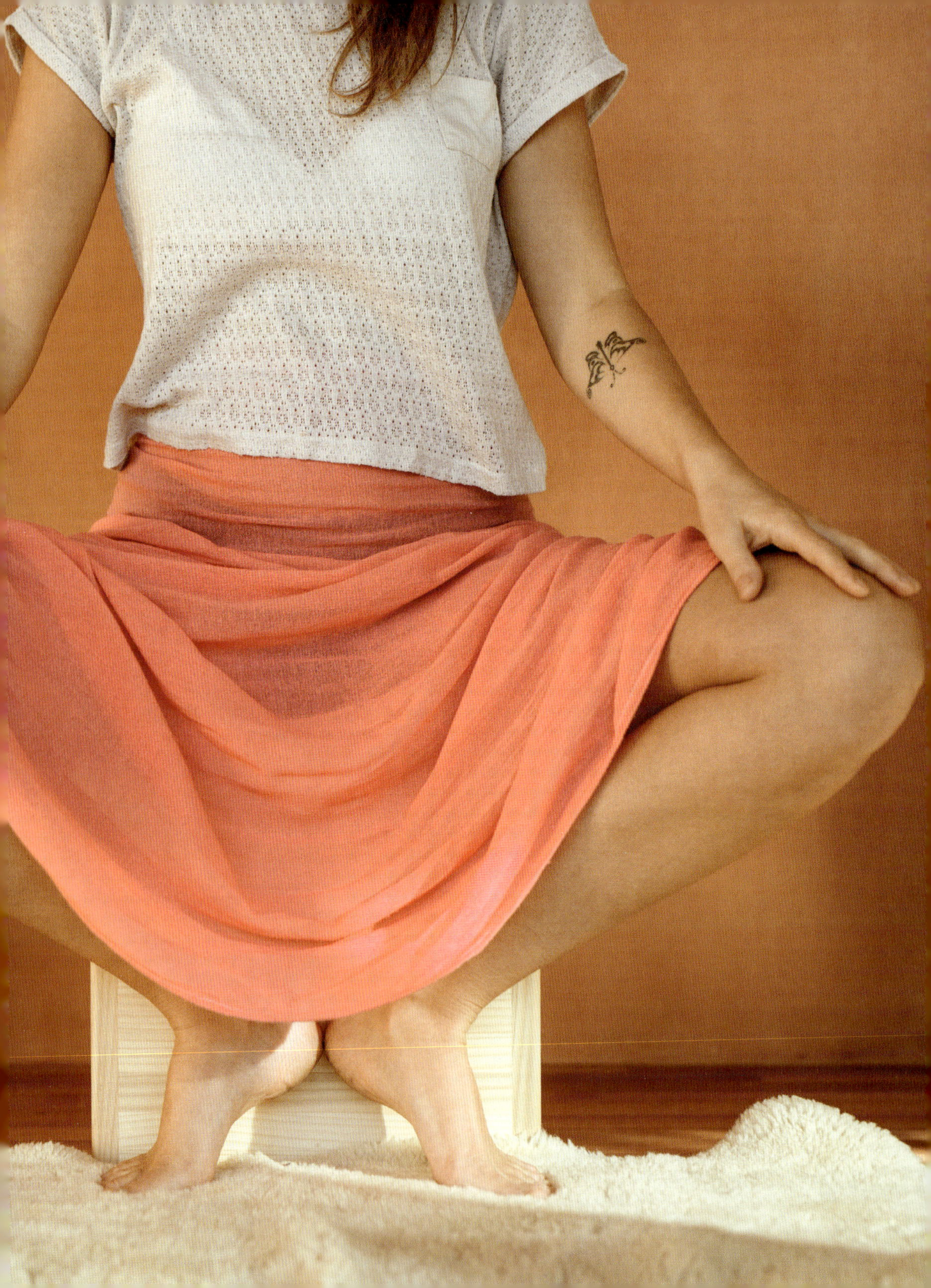

Einleitung

Sitzdampfbad, Intimdampfbad, Vaginal oder Yoni Steaming, Bähung, Bajo, Chai-Yok oder Bakera, das vaginale Dampfbad hat viele Namen. Kein Wunder, denn Frauen rund um den Globus verwenden seit alters her den heilsamen Wasserdampf mit aromatischen Kräuterzusätzen – zur Pflege und bei gesundheitlichen Problemen ebenso wie als wohltuendes Ritual.

Warum Yoni Steaming?

Yoni Steaming findet sich in der traditionellen Heilkunde vieler Länder auf allen Kontinenten. Zwar unterscheiden sich je nach Region die Hilfsmittel und die verwendeten Heilpflanzen, aber die Vorgehensweise ist immer gleich: Die Anwenderin setzt oder kniet sich mit entkleidetem Unterkörper und genügend Abstand über ein Gefäß mit heißem Wasser, dem meist wohltuende oder heilende Kräuter oder Pflanzenextrakte zugegeben werden. Der aufsteigende Dampf, die Wärme und die Pflanzeninhaltsstoffe wirken auf die Haut und Schleimhäute des Intimbereichs und auf die Gefäße, Gewebe, Muskeln und Organe des Beckens.

Die Amerikanerin Keli Garza, die die weltweite Wiederentdeckung der Dampfanwendung im 21. Jahrhundert mit angestoßen hat (mehr über Kelis Arbeit auf Seite 19), nennt es daher ein universelles Heilmittel. Es ist sanft und natürlich, einfach und kostengünstig in der Anwendung und kann dabei sehr wirkungsvoll sein. Zum einen übermittelt der Dampf einen Wärmereiz, der im Körper unter anderem durchblutungsfördernd, muskelentspannend und dadurch schmerzlindernd wirken kann. Zum anderen transportiert er die Wirkstoffe der je nach Beschwerdebild ausgewählten Pflanzen dorthin, wo sie gebraucht werden.

Das begeistert immer mehr Frauen weltweit, die das alte Wissen wie einen Schatz heben. Sie reichern es durch eigene Erfahrungen an, tauschen sich dazu aus und gleichen es mit neuen wissenschaftlichen Erkenntnissen, zum Beispiel aus der Pflanzenheilkunde (Phytotherapie) und der Aromatherapie, ab. So ist in den letzten Jahren ein breites Anwendungsspektrum für Yoni Steaming entstanden:

- Anwenderinnen – darunter auch Therapeutinnen und Hebammen – helfen sich und anderen bei gesundheitlichen Problemen rund um Zyklus, Geschlechtsorgane, Blase und Darm.
- Sie nutzen Yoni Steaming rund um die Geburt – vom Kinderwunsch über die Geburtsvorbereitung bis ins Spätwochenbett.
- Sie schätzen Yoni Steaming als Weiblichkeitsritual, das sie in allen Phasen ihres Frauenlebens begleitet und unterstützt.

Die zum Teil euphorischen Erfahrungsberichte verbreiten sich sowohl im Privaten von Frau zu Frau als auch über das Internet und die sozialen Netzwerke.

Viele Begriffe für ein Verfahren

Im Deutschen spiegelt sich die Vielfalt der Anwendungsszenarien in einem Nebeneinander der Begriffe wider. Jeder Begriff hat seine eigene Färbung und verrät etwas über die Person, die ihn verwendet.

- **Unterleibsdampf oder Leibstuhldampf:** Diese beiden Begriffe verwendete Sebastian Kneipp, der das Verfahren ausführlich in seinem berühmten Buch *Meine Wasserkur* beschrieb. Mit „Leibstuhl" ist der Toilettenstuhl gemeint. Beide Begriffe klingen altertümlich und werden in der Regel nicht mehr gebraucht.
- **Dampfsitzbad oder Sitzdampfbad:** Unter diesen Namen wird die Anwendung in der erfahrungsheilkundlichen oder medizinischen Literatur beschrieben. Beide Begriffe sind geschlechtsneutral. Frauen, Männer und Kinder können Sitzdampfbäder nehmen. Unter Hebammen und Schwangeren besonders bekannt und verbreitet ist das Heublumendampfsitzbad oder Heublumendampfbad.

- **Vaginal Steaming:** Dieser Begriff hat sich unter vielen Amerikanerinnen durchgesetzt. Er lässt sich mit „vaginales Dampfbad" übersetzen. Der Fokus liegt auf der Anwendung durch Frauen. Als Anglizismus wird „Vaginal Steaming" auch im Deutschen verwendet. In den Berichten schwingen die Begeisterung, Experimentierfreude und die Selbstermächtigung der Amerikanerinnen mit.

- **Yoni Steaming:** Die Bezeichnung existiert im Englischen neben „Vaginal Steaming" und wird zunehmend auch im Deutschen übernommen. Die Übersetzung lautet: „Dampfbad für die Yoni". In der indischen Tantraphilosophie steht „Yoni" für die Gesamtheit der weiblichen Geschlechtsorgane in ihrer körperlichen und spirituellen Dimension. Manche Frauen kennen den Begriff aus fernöstlichen Lehren und fühlen sich wohl damit. Für andere schwingt darin etwas Esoterisches mit, da die Sprache und Lehre des Hinduismus unbekannt und fremd sind. Wieder anderen ist er völlig neu.

In unserem Buch berücksichtigen wir altes und neues Wissen, unsere und die Erfahrungen von Hebammen, Therapeutinnen, Ärztinnen und Anwenderinnen – von Europäerinnen, Amerikanerinnen und Frauen aus anderen Ländern. Wir schauen uns körperliche und emotionale Wirkungsebenen an. Je nachdem, worauf wir unseren Blick werfen, verwenden wir auch die unterschiedlichen Begriffe. Am häufigsten jedoch – und auch im Titel – benutzen wir Yoni Steaming. Warum?

Der Begriff Yoni Steaming zeigt, dass nicht nur wir das alte Hausmittel neu entdecken und interpretieren, sondern Frauen in vielen Ländern weltweit. Es ist eine internationale Bewegung, zu der wir unseren Beitrag leisten wollen. Yoni Steaming richtet sich eindeutig an Frauen und tatsächlich sind es die Frauen, die diese alte Methode heute mit all ihren Möglichkeiten wiederbeleben. Im Buch wollen wir deshalb die Wirkung auf den weiblichen Körper vorstellen.

Im Unterschied zu Vaginal Steaming ist Yoni Steaming umfassender. Der Fokus liegt hier nicht nur auf der Vagina, sondern auf den weiblichen Geschlechtsorganen in ihrer Gesamtheit: Vulva, Vagina, Gebärmutter inklusive Gebärmutterhals und Muttermund, Eierstöcke, Eileiter – sie alle werden beim Yoni-Dampfbad direkt oder indirekt berührt. Und es geht noch weiter: Der Begriff „Yoni“ beinhaltet neben der körperlichen auch die emotionale Ebene – Aspekte des Frauseins, die naturwissenschaftlich nur schwer zu fassen sind. Auch sie spielen eine Rolle beim Yoni Steaming und auch ihnen wollen wir in unserem Buch Raum geben.

Persönliche Erfahrung

Eine Seminarteilnehmerin erklärte das Wort Yoni für sich so: „Ich kannte das Wort nicht. Es ist mir das erste Mal im Seminar zum Thema Yoni Steaming begegnet. Ich finde, es ist ein schönes Wort. Durch unser Seminar verbinde ich es mit etwas Positivem. Mit einem schambefreiten Zugang zur eigenen Weiblichkeit, mit fröhlicher Entdeckungslust und Verbundenheit unter Frauen. Sich selbst annehmen, immer wieder neu erforschen und gut um sich kümmern. Das alles schwingt in den Begriffen Yoni und Yoni Steaming für mich mit.“

Vermutlich ist „Yoni“ für viele Frauen ein neuer und unbesetzter Begriff, der sich erst nach und nach mit Bedeutung auflädt. Vielleicht ergeht es den Begriffen Yoni und Yoni Steaming ja ähnlich wie dem Begriff und Konzept Yoga? Noch vor wenigen Jahrzehnten war Yoga in der westlichen Welt kaum bekannt. Heute ist die fernöstliche Bewegungslehre weit verbreitet. Der gesundheitliche Nutzen ist inzwischen auch wissenschaftlich erwiesen. Manche Krankenkassen bezahlen ihren Mitgliedern sogar Yogakurse als präventive Maßnahmen. Menschen praktizieren es in hippen Hauptstadt-Yogastudios genauso wie zu Hause auf dem Wohnzimmerteppich. Die einen schätzen eher den gymnastischen Aspekt, die anderen betreiben Yoga als spirituelle Praxis.

Wir finden: Beim Yoni Steaming darf jede Anwenderin ihren ganz eigenen Zugang suchen und finden. Ganz undogmatisch. Die Hauptsache ist, dass es uns – egal, wo wir gerade stehen und was wir brauchen – gut tut.

Exkurs durch die Geschichte des Yoni Steaming

Intimräucherungen und -dampfbäder als therapeutische Anwendungen spielen in der westlichen Heilkunde schon früh eine Rolle. Ihre Spur lässt sich durch die gesamte Medizingeschichte hindurch verfolgen.

Yoni Steaming in der westlichen Medizin

Der rund 3500 Jahre alte Papyrus Ebers aus dem Alten Ägypten oder der Corpus Hippocraticum, eine rund 2000 Jahre alte Sammlung medizinischer Texte aus dem antiken Griechenland, beschreiben die Intimräucherung als Mittel zur Behandlung verschiedener Frauenleiden. Auf heißen Steinen oder Kohlen ließen die altägyptischen und alexandrinischen Ärzte Substanzen verglühen, denen sie eine Heilwirkung zusprachen. Die Patientinnen setzten sich mit gespreizten Beinen über die entstehenden Dämpfe. Gesundheitliche Probleme wie Unfruchtbarkeit, ausbleibende Menstruationsblutungen, stockender Wochenfluss und zu starke Blutungen wurden auf diese Weise behandelt.

In der mittelalterlichen Klostermedizin finden sich Rezepturen für Yoni Steaming mit warmem Wasserdampf und Heilkräutern, die eine ausbleibende Menstruation anregen sollten. Dabei kamen Pflanzen mit menstruationseinleitender und potenziell abtreibender Wirkung zum Einsatz. Betroffene Frauen sollten zum Beispiel Gerstenspreu kochen, das Gefäß unter einem Stuhl mit Loch – wahrscheinlich einem Toiletten- oder Gebärstuhl – platzieren und darauf für ungefähr zwei Stunden sitzen. Hildegard von Bingen empfahl Dampfsitzbäder speziell bei schwacher und ausbleibender Periode. Das mache die Haut, das Gewebe und die Gebärmutter weich und bewirke eine Öffnung der Blutgefäße, so die heilkundige Klosterfrau in ihrem Werk *Ursachen und Behandlung der Krankheiten.*

Im 19. Jahrhundert trug Sebastian Kneipp, der „Wasser-Pfarrer" aus Bad Wörishofen, zur weiteren Verbreitung von Dampfsitzbädern bei – und zwar für Frauen ebenso wie für Männer. Kneipp arbeitete mit vielerlei Dampfanwendungen, neben Kopf- und Fußdampf auch mit Unterleibsdampf. Weil er den Leibstuhl (Toilettenstuhl) verwendete, findet sich bei ihm auch die Bezeichnung Leibstuhldampf. In seinem Buch *Meine Wasserkur* beschrieb er diese spezielle Dampfanwendung für den Unterleib ausführlich, und zwar besonders als Anwendung für kranke und sogar schwerkranke Personen: „Man benutzt den Leibstuhl oder einen anderen Stuhl mit durchlöchertem Sitz (Rohrsessel) und stellt das Gefäß mit der strudelnden Kräutermischung darunter. Der Patient setzt sich; die Bedienung sorgt, dass kein Wölkchen des wohltuenden Rauches unnütz entweicht. Dazu Bedeckung des entkleideten Unterkörpers mit Hilfe von zwei Leinentüchern und von zwei Wolldecken bis zur Gürtellinie."

Kneipp empfahl den Leibstuhldampf als therapeutische Anwendung unter anderem bei Nieren- und Steinleiden, krampfartigen Beschwerden im Unterleib und Blasenentzündungen. Als weitere Anwendungsbereiche nannte Kneipp Stoffwechselstörungen, Leberstauung und -schwellung, Prostatavergrößerung, Nieren-, Blasen-, Darmkoliken und Krämpfe während der Menstruation. Ganz besonders hob er die positive Wirkung bei Urinverhalt hervor.

Sebastian Kneipp prägte die klassischen Naturheilverfahren, die auch heute im deutschen Medizinsystem ihren Platz einnehmen. Seine Wasseranwendungen werden nach wie vor in der Physiotherapie, in Arztpraxen und Kliniken mit naturheilkundlicher Ausrichtung, in Kur- und Rehabilitationseinrichtungen und in der Pflege eingesetzt. Von den vielen Dampfanwendungen zu Kneipps Zeiten ist vielen Fachleuten im Gesundheitsbereich heute meist nur noch das Gesichtsdampfbad im Gedächtnis geblieben – und selbst das spielt im therapeutischen Gesamtangebot eine untergeordnete Rolle. Kneipp-Anwendungen und ganz besonders die Dampfanwendungen verloren im 20. Jahrhundert an Popularität, in Zeiten knapper Budgets werden viele öffentliche Wassertretanlagen nicht mehr betrieben, vielerorts hat die Hydrotherapie der pharmazeutischen und technischen Medizin Platz gemacht und so wurde die Infrastruktur für Wasser- und Dampfanwendungen in vielen Therapiezentren eingestellt. Und mit der fehlenden Infrastruktur verschwand auch das Anwendungswissen unter den Fachkräften.

Eine Ausnahme bildet die anthroposophische Medizin nach Rudolf Steiner, in der das Kamillendampfsitzbad speziell in der Pflege zur Vorbeugung und (Nach-)Behandlung von Harnwegsinfekten, bei Blasenreizung, Blaseninkontinenz und Verstopfung eine vielfach bewährte äußere Anwendung ist. Auch einzelne Allgemeinmedizinerinnen und Gynäkologinnen – speziell solche mit Weiterbildung in Naturheilkunde – empfehlen ihren Patientinnen und Patienten Dampfsitzbäder.

Yoni-Steaming-Traditionen weltweit

Die schlichte Technik, die hinter Yoni Steaming steht, nämlich warmen Wasserdampf auf den weiblichen Intimbereich einwirken zu lassen, begleitet Frauen also schon seit Jahrtausenden, und das nicht nur bei uns, sondern auf allen Kontinenten. Erste Hinweise darauf finden sich in Nordostasien und stammen aus dem späten Pleistozän. Auch in verschiedenen indigenen Kulturen Nord- und Südamerikas waren Kräuterdampfbäder ein therapeutisches Mittel bei Schmerzen, Rheumatismus, Atemwegserkrankungen und bei Frauen rund um die Geburt im Einsatz. Ähnliches ist für einige ethnische Gruppen in Südostasien dokumentiert, insbesondere in Thailand und Indonesien.

Bis heute finden sich Hinweise auf rund 50 Länder, in denen Yoni Steaming traditionell angewendet wurde: asiatische Länder wie China, Indien, Singapur, Thailand und Südkorea; afrikanische Länder wie Ghana, Somalia, Kenia und Eritrea; mittel- und südamerikanische Länder wie Mexiko, Nicaragua, und Surinam; europäische Länder wie Griechenland, Deutschland, Großbritannien und Litauen.

Vergessen und wiederentdeckt

In den meisten Ländern geriet das alte Heilwissen mit der Ausbildung der Medizin als akademische Wissenschaft ab dem 19. Jahrhundert nach und nach in Vergessenheit. Dass sich das gerade ändert, hat unter anderem mit der Arbeit der Amerikanerin Keli Garza zu tun: Sie ist Gründerin und Geschäftsführerin des Unternehmens *Steamychick*, das USA-weit Yoni-Steam-Saunas und -Kräuter vertreibt. Im *Peristeam Hydrotherapy Institute* bietet sie englischsprachige Online-Kurse zur Funktion und Anwendung von Yoni Steaming an. Sie ist Initiatorin einer kleinen Pilotstudie zum Steaming im Wochenbett und einer Datenbank mit Erfahrungsberichten (siehe Anhang).

Mit ihren Angeboten hat Keli einen Stein ins Rollen gebracht: Frauen auf allen Kontinenten absolvieren ihre Online-Kurse und tragen das neu erworbene Wissen weiter in ihre eigenen Netzwerke. Sie erzählen begeistert ihren Müttern, Schwestern, Freundinnen oder Klientinnen vom Yoni Steaming, die es häufig selbst ausprobieren und ihre Erfahrungen und Erfolge wiederum begeistert mit anderen Frauen teilen, die das Ganze ihrerseits ausprobieren und mit anderen Frauen teilen, und so weiter und so fort. Das passiert gerade in Metropolen wie New York oder Berlin genauso wie in ländlichen Regionen. Im Allgäu beispielsweise ist rund um das Yunna-Projekt ein ganzes Netzwerk von Frauen entstanden, die sich fürs Yoni Steaming begeistern und ihre Erfahrungen weitergeben (siehe Anhang).

In einigen wenigen Ländern ist das Wissen um das vaginale Dampfbad nie ganz verschwunden. Eine Frau aus Litauen schreibt auf der Vaginal Steam World Map (siehe Anhang): „Vaginal Steaming ist bei uns so normal wie Zähneputzen, jede Frau kennt es, jede macht es." Ähnlich verhält es sich in Südkorea, wo Yoni Steaming sogar in Kosmetikstudios und öffentlichen Bädern angeboten wird. Frauen können dort sowohl allein als auch in Gesellschaft steamen. Inzwischen finden sich südkoreanische Spas mit Yoni Steaming im Angebot weltweit an vielen Orten, wo südkoreanische Minderheiten leben.

Auch im deutschsprachigen Raum – und da ganz besonders in den ländlichen Regionen in und um die Alpen – ist Yoni Steaming noch immer vielen, vor allem älteren Leuten als Hausmittel bekannt. Allerdings ist hier eher die Rede von „Dampfsitzbädern", „Sitzdampfbädern" oder „Heublumendampfbädern". Häufig werden nämlich Heublumen – die getrockneten Blüten, Blätter und Stängel von Wiesenpflanzen – für den Aufguss verwendet. Hebammen empfehlen Heublumendampfbäder in ihren Kursen für Schwangere zur Geburtsvorbereitung ab der 38. Schwangerschaftswoche. Andere Anwenderinnen schwören darauf bei Blasenleiden aller Art. Und auch bei unspezifischen Unterleibsschmerzen, Hoden- und Nierenentzündungen kommen Heublumendampfbäder in der alpinen Volksmedizin noch immer zum Einsatz.

Das eigene Umfeld befragen

Wenn du herausfinden willst, ob es eine Yoni-Steam-Tradition auch in deiner Region, vielleicht sogar in deiner Familie gibt, kannst du deine Mutter, Großmutter oder andere Frauen aus deren Generation nach ihren Erfahrungen mit den warmen Kräuterdämpfen fragen. Manche ältere Dame muss vielleicht ein bisschen in ihrem Gedächtnis kramen. Aber dann kann es gut sein, dass sie berichten, dass die Dampfsitzbäder in ihrer Kindheit noch ein bewährtes Hausmittel waren. Manche erinnern sich, dass die eigene Mutter oder Großmutter sie für alle möglichen „Wehwehchen" rund um den Unterleib verordnet hat –

mit so unterschiedlichen Zusätzen wie getrockneten Heilkräutern, frischen Salatblättern oder Kartoffelschalen. Bücher zum Nachlesen können die wenigsten empfehlen. Das Dampfsitzbad war einfach Teil des gelebten Hausmittelfundus der Familie. So oder so ähnlich berichten Frauen aus ganz Europa, die ihre Mütter oder Großmütter zum Yoni Steaming befragt haben.

Was sich da womöglich im mündlichen Erfahrungsschatz der eigenen Herkunftsregion oder der Familie zeigt, ist das lose Ende eines Fadens, der viele Jahrhunderte, wenn nicht gar Jahrtausende zurückreicht. Die längste Zeit der Menschheitsgeschichte wurde das Wissen über Heilmittel und -kräuter ausschließlich mündlich weitergegeben, von Generation zu Generation, vor allem unter Frauen, die traditionell für Krankenpflege und Heilkräuter zuständig waren. Die Töchter lernten von ihren Müttern, was die wiederum von ihren Müttern gelernt hatten. Diese Tradition endete nicht mit der Erfindung der Schrift, der Verschriftlichung von Heilwissen und der Erfindung des Buchdrucks; sie endete auch nicht mit der Entstehung der Medizin als Beruf und Wissenschaft. In der Erfahrungsheilkunde und Volksmedizin – nicht nur, aber ganz besonders in abgelegenen Gebieten wie schwer zugänglichen Bergtälern oder fernen Inseln – ist diese Art der Wissensweitergabe bis heute lebendig.

Indem Frauen Yoni Steaming für sich entdecken und von den Wirkungen berichten, kann die Methode auch im therapeutischen Bereich wieder ihren Platz rückerobern. Als Patientinnen erzählen sie ihren Ärztinnen, Apothekerinnen, Heilpraktikerinnen, Hebammen, Physiotherapeutinnen und Osteopathinnen von ihren Erfahrungen und Erfolgen mit Yoni Steaming. Erste Fachkräfte lassen sich von der Begeisterung anstecken und integrieren Yoni Steaming in ihr professionelles Angebot, so wie Madeleine, Physiotherapeutin und Osteopathin, die inzwischen eine Yoni-Steam-Box als Demonstrations- und Schulungsobjekt für ihre Praxis angeschafft hat: „Ich wende die Box im Prinzip mit all meinen Klientinnen an, um ihren Zyklus zu harmonisieren, was im ganzheitlichen Sinn Voraussetzung für Balance ist, sicherlich aber natürlich bei jeglichen Störungen im Becken- und Hüftbereich.“

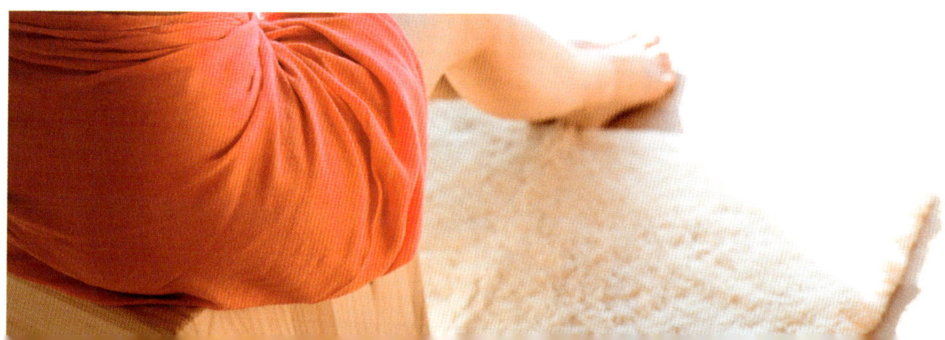

Yoni Steaming als Weiblichkeitsritual

Anwenderinnen von heute schätzen Yoni Steaming nicht nur als therapeutische Anwendung sondern auch als besonderes Weiblichkeitsritual, das sie durch alle Phasen ihres Lebens, durch alle Hochs und Tiefs ihres Frauseins begleitet: Von der Menarche bis zur Menopause und darüber hinaus.

Rituale lassen sich generell als äußere symbolische Handlungen für innere Übergangsprozesse begreifen. Ein Ritual im Kindergarten kann zum Beispiel sein, vor jedem Morgenkreis in der Mitte eine Kerze anzuzünden. Das hilft den Kindern, den Übergang vom Spiel in die Kreissituation zu finden. Es gibt ihnen Zeit, um stiller zu werden und in der Gruppe anzukommen. Rituale gibt es aber auch für größere, existenzielle Übergangsprozesse: Geburt und Tod zum Beispiel. Bei Taufen, Willkommensfesten oder Trauerfeiern werden Menschen in eine Gemeinschaft aufgenommen oder aus ihr verabschiedet. Gleichzeitig geht es darum, die Freunde und Verwandten in ihrer Freude oder ihrem Schmerz zu sehen, zu begleiten und das Geschehene zu bezeugen. Je nach kulturellem Kontext spielen dabei zum Beispiel Gesang, Tanz, Essen, Räucherungen, Waschungen oder Bäder als rituelle Handlungen eine Rolle.

Auch Dampf ist Bestandteil von traditionellen Ritualhandlungen. Wasser steht für den Lebensfluss und für stetige Veränderung. Noch stärker wird die Symbolik, wenn wir das Wasser erhitzen, Kräuter damit übergießen und Dampf aufsteigen lassen. Nun ändert es seinen Aggregatzustand, seine Gestalt, und wird zum Träger und Übermittler der unsichtbaren, aber doch wahrnehmbaren Pflanzeninhaltsstoffe. Es wird zu etwas Feinem, kaum Greif-, aber auf jeden Fall Riech- und Spürbarem.

Genauso fein, kaum greif-, aber spürbar sind die zyklischen Bewegungen, die unser Frauenleben im Großen und Kleinen, im Außen und Innen durchweben: Da ist der Menstruationszyklus, der uns jahrzehntelang begleitet und meist dem immer gleichen Muster folgt, aber wir erleben auch die Zyklen der Natur – Jahres-, Mond-, Tages- und Nachtzyklus – und des Lebens.

So betrachtet sind wir ständig im Übergang. Manche Übergänge stellen das bisherige Leben auf den Kopf und teilen es in ein Vorher und ein Nachher, zum Beispiel die Geburt eines Kindes. Andere Übergänge wirken in uns, ohne dass wir es bewusst wahrnehmen, etwa wenn der Frühling nach und nach dem Sommer weicht. Oder wenn sich die Menstruation ankündigt und wir uns vielleicht weniger kräftig und stabil fühlen als sonst.

Yoni Steaming ist ein schlichtes und einfaches Ritual, das den vielen Übergängen im Frauenleben, die uns körperlich und seelisch zum Teil tief bewegen, eine äußere Form gibt. Damit verbunden sein können Halt und Orientierung, Bewusstwerden und Verarbeiten, Trauern und Weinen, Verbundenheit und Glück.

Persönliche Erfahrung

Anja: „Als ich das erste Mal vom Yoni Steaming gehört habe, habe ich sofort ein intuitives Ja gespürt. Am Anfang habe ich mit ätherischen Ölen gesteamt, vor allem mit Lavendel, der mich weit und offen macht. Mir geht es beim Yoni Steaming nicht darum, etwas Bestimmtes zu erreichen oder zu erzielen. Ich spüre, dass sich gerade im Nicht-Wollen und Nicht-Tun der innere weibliche Raum öffnen kann. So zeigt sich mir bei jedem Steaming etwas anderes."

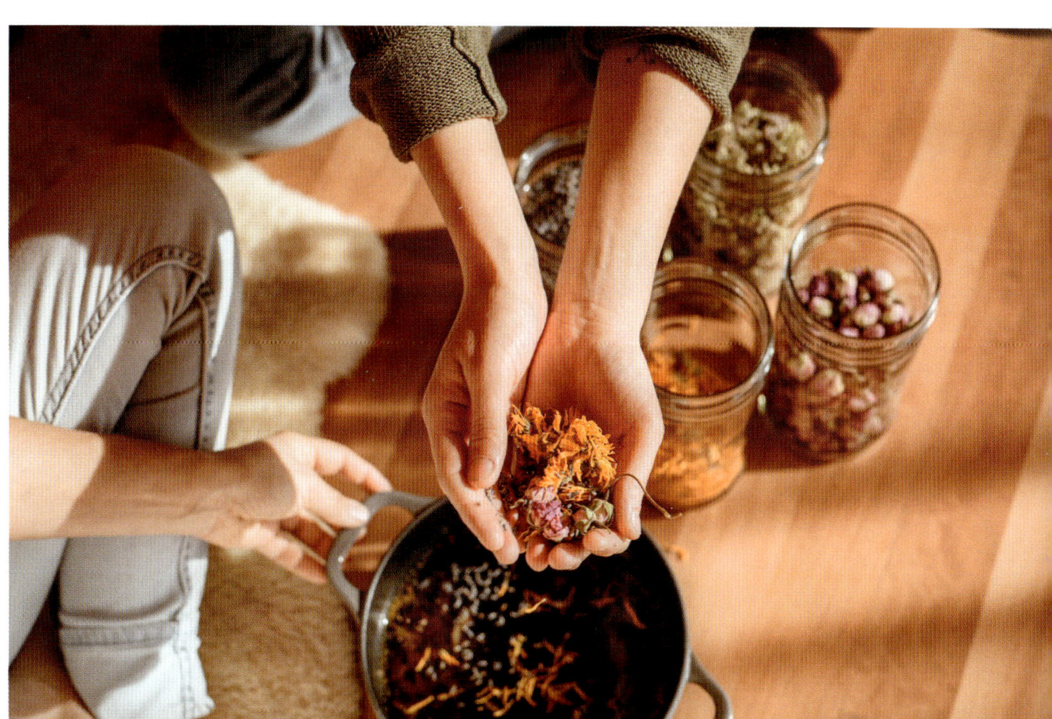

Yoni Steaming als Naturheilverfahren

Dampfsitzbäder lassen sich den klassischen Naturheilverfahren zuordnen. Definitionsgemäß kommen bei den klassischen Naturheilverfahren nur natürliche Faktoren zum Einsatz, beim Dampfsitzbad sind es die Wirkfaktoren Wasser und Heilpflanzen oder/und ätherische Öle. Die Therapierichtungen, die sich wissenschaftlich mit diesen Faktoren und ihrer Wirkung auf den menschlichen Körper befassen, sind die Hydrotherapie, die Pflanzenheilkunde (Phytotherapie) und die Aromatherapie als Teil der Pflanzenheilkunde.

Hydrotherapie

Schon in der Antike waren Wasserkuren bekannt, in Deutschland hat vor allem Sebastian Kneipp die Anwendungen weiterentwickelt. Die Hydrotherapie, also die therapeutische Anwendung von Wasser, wurde zu einem wichtigen Teil seiner ganzheitlichen Gesundheitslehre. Man verwendet Wasser in allen Aggregatszuständen: flüssig (warm oder kalt), fest (Eis) und gasförmig (Dampf). Bekannt sind vor allem die kalten Güsse, aber auch Wickel, Auflagen und (Dampf-)Bäder sind in der Hydrotherapie verbreitet. Dabei macht man sich die hohe Temperaturleitfähigkeit von Wasser zunutze: Wasser leitet Wärme um ein Vielfaches besser als Luft!

Ein Dampfsitzbad ist eine Dampfanwendung, bei der durch das gasförmige Wasser ein Wärmereiz übermittelt wird. Werden dabei Heilpflanzen oder ätherische Öle eingesetzt, dient das Wasser auch als Transportmittel – allerdings transportiert der Dampf nicht alle Wirkstoffe von Heilpflanzen, sondern nur die wasserdampfflüchtigen.

Die Wärme wirkt sich vor allem auf die Blutgefäße aus: Sie weiten sich, wodurch das Gewebe besser durchblutet und der Stoffwechsel angeregt wird. Die Muskelspannung lässt nach und auch die Erregbarkeit der Nerven sinkt. Schmerzen im Zusammenhang mit verspannten Muskeln lassen nach. Haut und Bindegewebe werden elastischer und durchlässiger, sodass Wirkstoffe, die der Wasserdampf transportiert, leichter in den Körper gelangen. Durch die Wirkung auf den Parasympathikus regulieren sich zudem der Herzschlag und die Atmung, was wir als physische und psychische Entspannung wahrnehmen (siehe Seite 29).

Bei manchen Frauen regt die gesteigerte Durchblutung die Darmperistaltik oder die Nierentätigkeit an, sodass sie während oder nach dem Steamen auf die Toilette müssen.

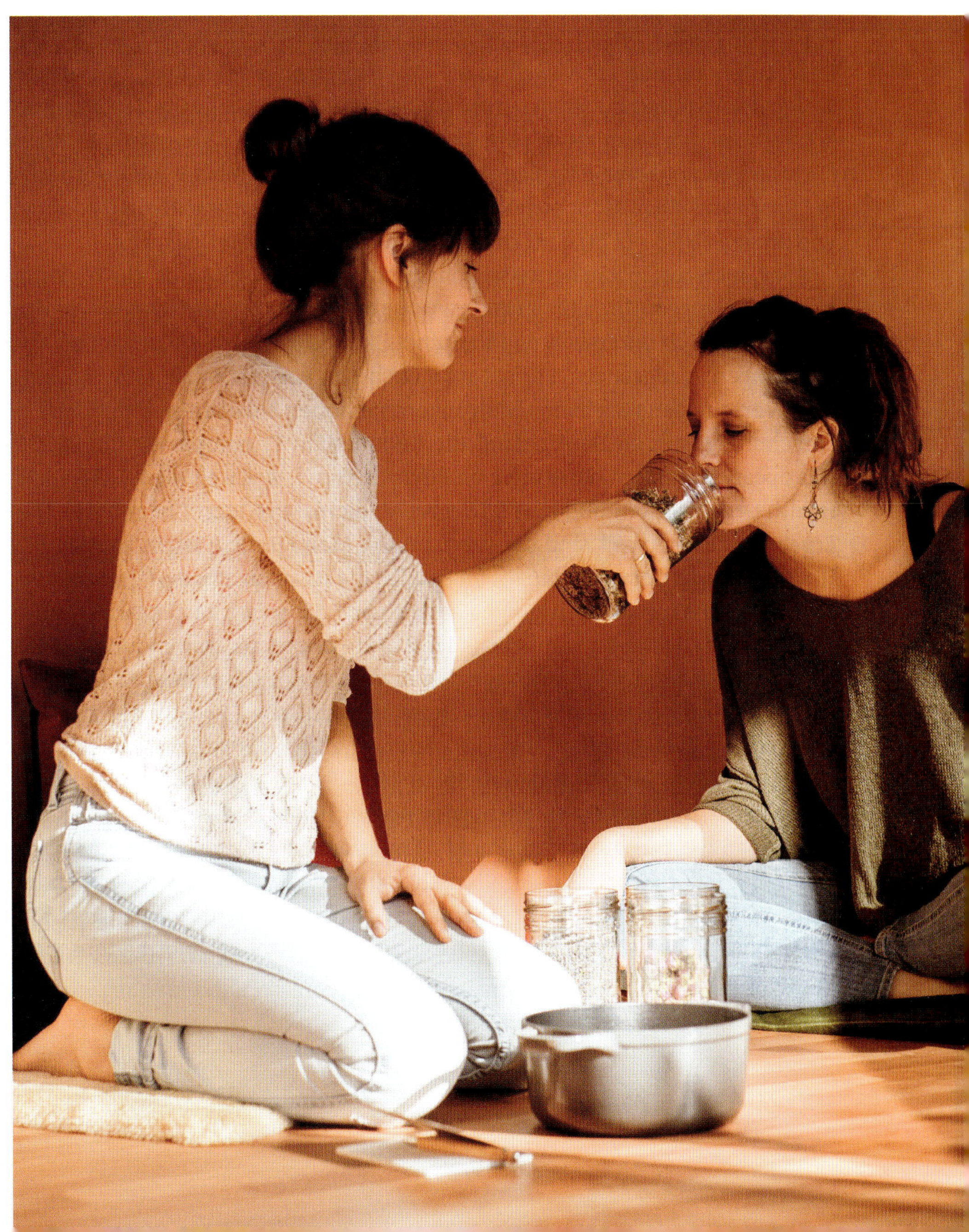

Ätherische Öle können im menschlichen Körper unterschiedliche Wirkungen und Reaktionen auslösen. Beispielsweise können sie beruhigend, stimulierend, krampflösend, antibakteriell oder wundheilend wirken. Die Wirkungen über den Geruchssinn sind wissenschaftlich gut bestätigt. Beim Steamen gelangt vermutlich ein Teil der freigesetzten Duftstoffe über die Haut und Schleimhaut in den Organismus, sodass sie lokal (vor Ort), aber auch systemisch (im gesamten Körper) wirken.

Nachhaltig und verantwortungsbewusst handeln

Ätherische Öle sind nach Anbruch nur begrenzt haltbar, eigene Mischungen oft nur wenige Wochen, denn die Bestandteile ätherischer Öle sind sehr reaktionsfreudig. Das heißt, dass sie sowohl miteinander als auch mit dem Luftsauerstoff reagieren. Im schlimmsten Fall entstehen dabei Substanzen mit gesundheitsschädlicher Wirkung. Da viele ätherische Öle jedoch teuer sind, ist die Versuchung groß, einzelne Öle und Mischungen nicht nach Ablauf ihrer Haltbarkeit wegzuwerfen. Neben der Wirtschaftlichkeit ist es auch eine Frage der Nachhaltigkeit: Für ein Fläschchen ätherischen Öls wird eine beträchtliche Menge wertvoller Rohstoffe verbraucht. Wer möchte das schon leichtfertig entsorgen?

Im Spannungsfeld von Gesundheit, Wirtschaftlichkeit und Nachhaltigkeit empfiehlt es sich daher, für den Hausgebrauch nur eine kleine Auswahl an ätherischen Ölen anzuschaffen und eigene Mischungen, wenn überhaupt, nur sparsam einzusetzen. So können wir alle zu einem nachhaltigen und verantwortungsvollen Umgang mit den kostbaren Ressourcen der Natur beitragen.

Anspannung und Entspannung – das vegetative Nervensystem

Aktivität und Ruhe, Anspannung und Entspannung – wir brauchen beides in unserem Leben. Im hektischen Alltag überwiegt bei vielen von uns allerdings die Anspannung und allzu oft entwickelt sie sich zum Stress. Um zu entspannen, müssen wir das vegetative Nervensystem regulieren und den Teil aktivieren, der für Entspannung sorgt: den Parasympathikus. Hier setzt Yoni Steaming an.

Das autonome oder vegetative Nervensystem (VNS) stimuliert und kontrolliert alle unwillkürlich und unbewusst ablaufenden Organ- und Stoffwechselfunktionen. Dazu gehören zum Beispiel Herz und Kreislauf, die Atmung, die Verdauung, alle Stoffwechsel- und Ausscheidungsprozesse sowie der Wärme- und Energiehaushalt.

Das VNS wird in drei Teile untergliedert: das sympathische, parasympathische und das enterische Nervensystem in der Darmwand. Der Sympathikus ermöglicht uns körperliche und geistige Leistung, der Parasympathikus ist der Gegenspieler und reguliert die Körperfunktionen in Ruhe. Für eine optimale Organ- und Stoffwechselfunktion ist ein Gleichgewicht von Sympathikus und Parasympathikus wichtig.

Wenn wir psychisch oder physisch gestresst werden, beginnt das sympathische Nervensystem zu dominieren. Dann stellt es alle Körperfunktionen auf „Kampf oder Flucht“ (fight or flight) ein. Die Bronchien erweitern sich, wir atmen schneller, Herzschlag und Blutdruck steigen, die Blutgefäße der Haut und inneren Organe verengen sich. Die Muskulatur spannt sich an, die Muskeln arbeiten verstärkt und benötigen eine Extraportion Energie und Sauerstoff. Von den inneren Organen wird sauerstoffreiches Blut abgezogen. Die Nebennieren schütten vermehrt Adrenalin und Noradrenalin aus, bei anhaltendem Stress auch verstärkt Cortisol. Die Energiereserven (Glykogen und Fett) werden mobilisiert, um den Körper mit ausreichend Energie zu versorgen, dadurch steigen der Blutzuckerspiegel und die Blutfettwerte. Der Hunger lässt nach und die Verdauung wird eingestellt, die Durchblutung der Darmwand wird verschlechtert, was dauerhaft zu Entzündungsprozessen und einer verringerten Nährstoffaufnahme führt. Fortpflanzung und Sex werden uninteressant, die Libido sinkt. Auf der Haut tritt kalter Schweiß aus, wir fühlen uns nervös, unruhig und erregt.

Normalerweise findet solch eine Alarmsituation schnell wieder ein Ende und im Anschluss steuert der Parasympathikus gegen. Die Erregung hält an, bis das freigesetzte Adrenalin und Noradrenalin abgebaut sind. Danach sorgt der Parasympathikus dafür, dass sich der Herzschlag wieder verlangsamt. Die Blutgefäße der Haut und inneren Organe weiten sich, die Muskeln entspannen sich. Die Bronchien verengen sich, die Atmung wird langsamer. Der Körper stellt wieder auf regenerierende und aufbauende Stoffwechselprozesse um, die Insulinproduktion wird aktiviert, und nach einer Weile verspüren wir auch wieder Lust auf zwischenmenschliche Kontakte und körperliche Nähe.

Das vegetative Nervensystem reagiert besonders auf thermische Reize, sowohl auf Kälte- als auch auf Wärmereize. Hier kann Yoni Steaming ansetzen: Der warme Wasserdampf entspannt nicht nur lokal die Muskeln und fördert die Durchblutung, sondern stimuliert den Parasympathikus und wirkt daher insgesamt entspannend auf Körper und Geist.

Stresssituation, die den Sympathikus aktivieren, sind sehr individuell und müssen nicht zwangsläufig von außen auf uns einwirken. Sie können auch mental gesteuert auftreten, etwa wenn wir uns große Sorgen machen, uns in der Fantasie Gefahren ausmalen oder Situationen mit Angst bewerten. Dann ist es besonders wichtig, sich regelmäßig und bewusst mit diesen persönlichen Stressoren auseinanderzusetzen und mit Ritualen entgegenzuwirken.

Dabei helfen regelmäßiges Mentaltraining, Entspannungstechniken und Meditationen, aber auch Wärmeanwendungen und naturheilkundliche Maßnahmen. Durch die neusten Erkenntnisse der Psycho-Neuro-Endokrino-Immunologie lassen sich die Zusammenhänge zwischen Psyche, Nervensystem, Hormon- und Immunsystem mittlerweile wissenschaftlich untermauern und bestätigen die Wichtigkeit und Wirksamkeit der naturheilkundlichen Maßnahmen.

Anatomie und Wunder der Geschlechtsorgane

Wenn du beim Steaming über dem Gefäß mit dem heißen Wasser sitzt, erreicht der aufsteigende Dampf zuerst die Vulva, den Damm und den After. Durch die

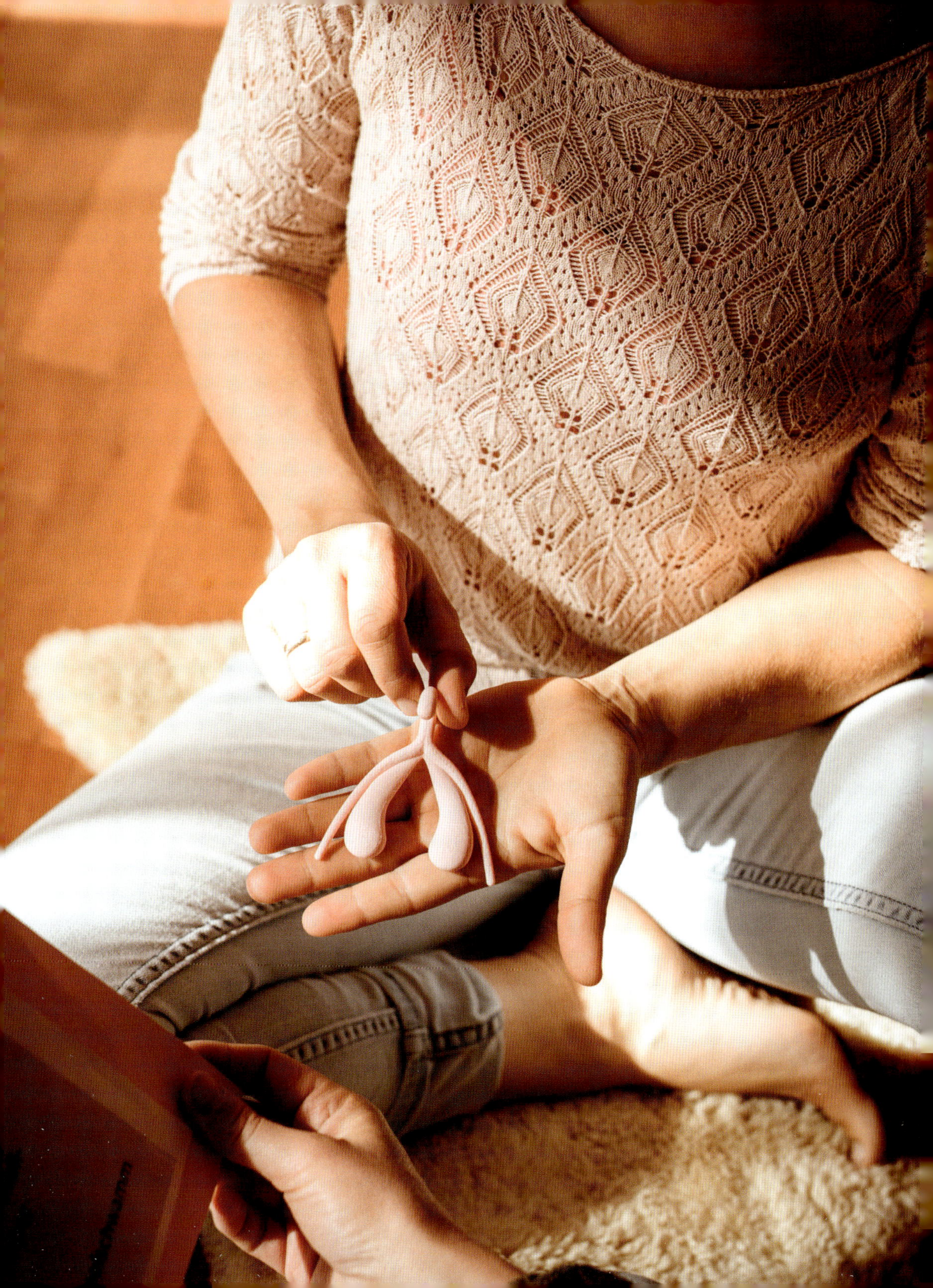

Vaginalöffnung strömt er weiter durch die Vagina ins Körperinnere, bis zum Muttermund, der als Teil der Gebärmutter in den Vaginalkanal hineinragt. Als Übermittler eines Temperaturreizes erwärmt und entspannt der Dampf Muskeln und Gewebe im gesamten Beckenraum. Dort sind nicht irgendwelche Organe beheimatet, sondern für manche Frauen ihre allerheiligsten.

Vulva: Zur Vulva gehören die inneren und äußeren Vulvalippen, die Klitoris und der Eingang der Vagina mit der Harnröhrenöffnung, also Pi mal Daumen alles, was du von außen mit dem Spiegel sehen kannst. Das stimmt nicht ganz, denn die Klitoris besteht nicht nur aus der – bei manchen Frauen sichtbaren, bei anderen unter der Klitoriskapuze ertastbaren – Klitorisperle, an der rund 8000 Nervenstränge enden und die ganz besonders empfindsam ist (zum Vergleich: am männlichen Penis enden rund 2500 Nerven). Den deutlich größeren Teil der Klitoris nehmen die vier Schwellkörper ein. Sie sind bis zu zehn Zentimeter lang und verlaufen im Körperinneren entlang des Schambeins und unter den Vulvalippen. Dieses komplexe Organ war lange Zeit unerforscht und wurde in Fach- und Schulbüchern nicht korrekt dargestellt. Erst 1998 (ja, du hast richtig gelesen!) veröffentlichte die Chirurgin Dr. Hellen O'Connell ihre Untersuchungsergebnisse über den Aufbau der Klitoris in der Fachzeitschrift *Journal of Urology* und stellte sie erstmals anatomisch korrekt dar. Heute gilt die Klitoris als das weibliche Lustorgan.

Vagina: Die Vagina ist ein acht bis zwölf Zentimeter langer Muskelschlauch, du kannst sie dir wie einen länglichen Luftballon vorstellen, der nicht aufgeblasen ist. Dieser Muskelschlauch ist extrem dehnbar und gehört zu den inneren Geschlechtsorganen.

Gebärmutter: Im Chinesischen gibt es eine wunderschöne Bezeichnung für die Gebärmutter: „Palast des Kindes". Dieser Palast liegt gut geschützt und geborgen im weiblichen Becken, eingeschmiegt zwischen Blase und Darm, vom Beckenboden getragen und gestützt. Bildlich vorstellen kannst du dir die Gebärmutter wie einen etwa sieben bis neun Zentimeter großen, aufrecht stehenden, mit warmem Wasser gefüllten, starken und dehnbaren, dabei wunderbar weichen, roten Luftballon, der die Form einer umgedrehten Birne hat. Der untere Teil der Gebärmutter – Gebärmutterhals und Muttermund – ragt in den Vaginalkanal hinein und ist mit den Fingern ertastbar.

Eierstöcke und Eileiter: Die beiden Eierstöcke haben die Form abgeflachter Pflaumen, die sich im Bereich der Leisten befinden. Über die etwa zehn Zentimeter langen Eileiter sind sie mit der Gebärmutter verbunden. In Sexual-

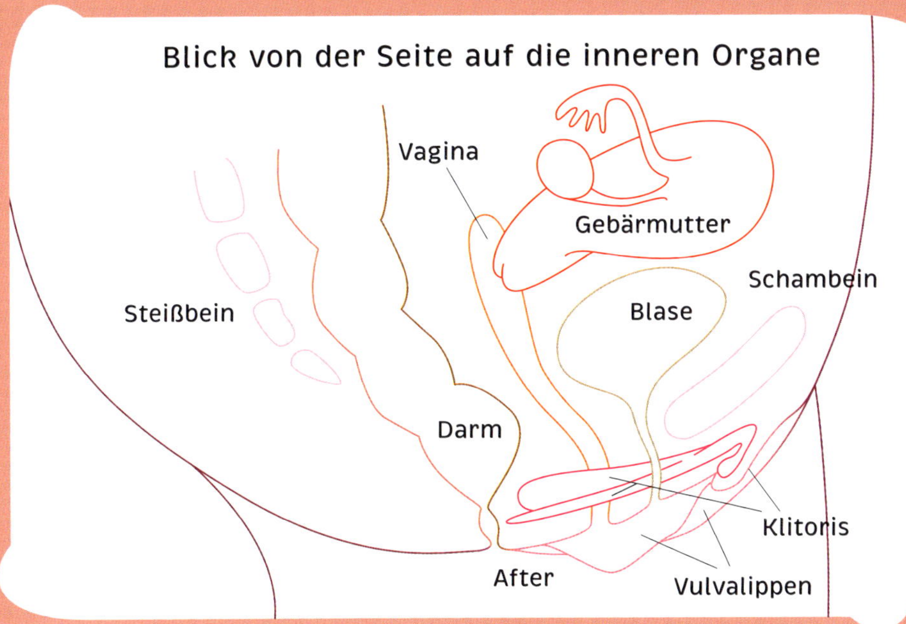

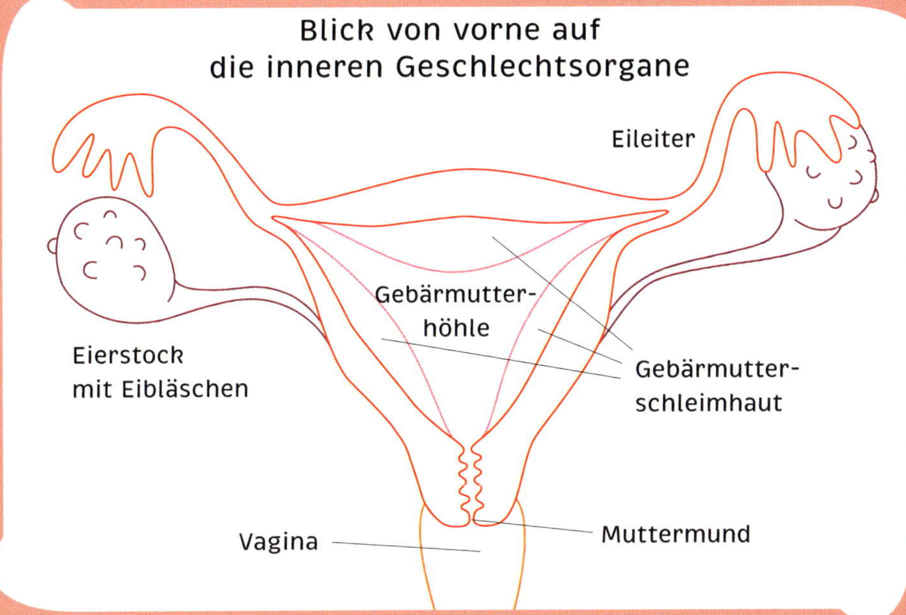

Die inneren Organe: Blick von der Seite (oben) und von vorne (unten).

kundeprojekten werden die Eierstöcke häufig als kleine Schatzdöschen veranschaulicht, die mit glitzernden Perlen gefüllt sind. Die Perlen symbolisieren die Eizellen, die von Geburt an vorhanden sind. Rund zwei Millionen (unreife) Eizellen bringt jedes Mädchen mit auf die Welt. 400 bis 450 davon reifen im Laufe des Lebens heran und können befruchtet werden. Die meisten unreifen Eizellen gehen einfach zugrunde – bereits in der Pubertät sind nur noch etwa 400 000 da, nach der Menopause keine mehr.

Gleichzeitig sind die Eierstöcke Hormondrüsen, die während der fruchtbaren Jahre die weiblichen Sexualhormone Östrogen und Progesteron bilden. Diese Hormone steuern ganz wesentlich die komplexen Abläufe des Menstruationszyklus. Indirekt beeinflussen sie auch, wie wir uns im Laufe des Zyklus fühlen, wie viel Energie uns zur Verfügung steht, wie leistungsfähig wir sind, wie viel oder wenig Lust auf Sex wir haben.

Geschlechtsorgane und Identität

Mit den weiblichen Geschlechtsorganen sind Themen verbunden, die die meisten Frauen auf irgendeine Weise betreffen und ihre Identität mitformen: Die erste Blutung und die Transformation vom Mädchen zur Frau, das Erwachen und Entfalten der Sexualität, Mutterwerden oder Kinderlosigkeit, Veränderung der Fruchtbarkeit und Menopause. Zu jedem dieser Themen machen wir unsere ganz eigenen Erfahrungen, die beglückend und schmerzvoll sein können, die uns wachsen lassen und zur Verzweiflung treiben können. Viele gesellschaftlich geprägte Erwartungen, Sehnsüchte, Glaubenssätze, Scham und Tabus haben hier ihren Ort.

Wenn sich beim Yoni Steaming der warme Dampf ausbreitet und Vulva, Vagina und Gebärmutter sanft berührt, kann das auch all diese Themen berühren. Für manche Frauen geschieht das völlig überraschend. Sie steamen, um zum Beispiel eine Blasenentzündung zu kurieren, und plötzlich taucht da etwas Unerwartetes auf: Vielleicht die Erinnerung an eine fast vergessene Geburt oder Fehlgeburt, vielleicht eine diffuse Traurigkeit, vielleicht eine aufkeimende Lust.

Andere Frauen wissen um das Potenzial von Yoni Steaming als Weiblichkeitsritual. Sie nutzen den Dampf ganz bewusst, um sich in ihrem Frausein zu spüren, sich zu entdecken, ihre Weiblichkeit zu entfalten, zu unterstützen, zu vertiefen, neu zu verorten, zu heilen.

Kritische Stimmen

Vor allem im englischsprachigen Raum wird Vaginal Steaming kontrovers diskutiert. Im Fokus der Kritikerinnen stehen zum einen die Risiken: mögliche Unverträglichkeiten oder allergische Reaktionen auf die verwendeten Zusätze, Verbrennungen durch unsachgemäße Anwendung und die Begünstigung von Infektionen, falls durchs Steaming das vaginale Gleichgewicht gestört wird. In der Kritik steht zum anderen die Vermarktung von Vaginal Steaming, die oft auf falschen Annahmen und unseriösen Heilversprechen beruht.

Wo stehen wir in diesem Diskurs? Wir begreifen Yoni Steaming weder als Wundermittel noch per se als gesundheitliche Gefahr. Krankheit, Gesundheit und Wohlbefinden sind von vielen Faktoren abhängig, die auf komplexe Weise miteinander zusammenhängen und individuell sehr unterschiedlich sind. Dampfanwendungen wie Yoni Steaming können daher immer nur ein kleines Puzzleteil im größeren Ganzen sein. Mit praktischem Sachverstand eingesetzt, vermag der warme Dampf aus unserer Sicht aber durchaus körperliche und seelische Prozesse zu unterstützen – genauso wie es andere Naturheilverfahren tun, etwa Kräutertees, Wickel oder Kompressen. Risiken wie Unverträglichkeiten oder allergische Reaktionen, Verbrühungen oder die Begünstigung von Infektionen lassen sich durch eine sachgemäße Anwendung und die Berücksichtigung der Kontraindikationen minimieren. Insbesondere beim Steaming mit ätherischen Ölen, den wasserdampfflüchtigen Inhaltsstoffen einer Pflanze in höchster Konzentration, sind ein bewusster und verantwortungsvoller Umgang sowie beste Qualität Voraussetzung für eine sichere Anwendung. Bei Unsicherheiten bitten wir dich, eine Beratung bei fachkundigen und seriösen AromaexpertInnen und -therapeutInnen, Apotheken oder HeilpraktikerInnen einzuholen. Alles Wichtige zum Nachlesen findest du im folgenden Praxiskapitel.

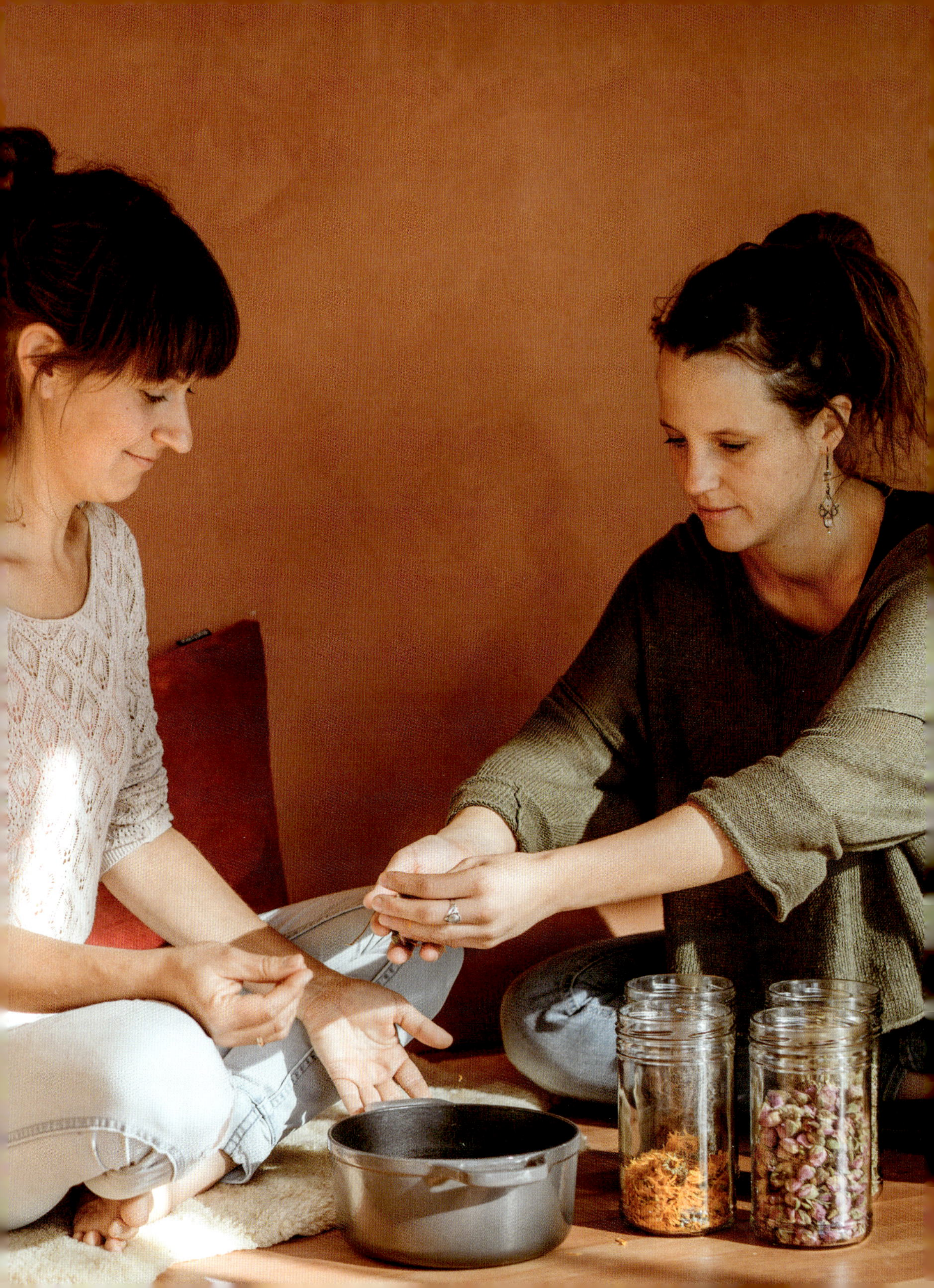

Praxis

Damit du dein Dampfsitzbad wirklich genießen kannst, empfehlen wir dir vorab zwei Dinge: genügend Zeit und einen schönen, warmen Platz, an dem du dich wohlfühlst und ungestört bist. Besonders im Herbst und Winter sind eine kuschelige Decke und dicke Socken ideal. Jetzt noch Kräuter oder ätherische Öle auswählen und los geht's.

Das brauchst du zum Steamen

Für's Yoni Steaming brauchst du nur wenige Hilfsmittel, die in fast jedem Haushalt zu finden sind:

› Gefäß: Es sollte hitzebeständig sein und eine Öffnung von 20 bis 30 Zentimetern Durchmesser haben, zum Beispiel eine Porzellanschüssel oder ein Topf aus Gusseisen oder Edelstahl.

› Aufgussmittel: Es eignen sich frische oder getrocknete Kräuter, einzelne ätherische Öle oder eine fertige Aromamischung, die du in das Gefäß gibst.

› Heißes Wasser: 1 bis 2 Liter zum Übergießen des Yoni-Steam-Aufgussmittels reichen.

› Sitzvorrichtung: Sie sollte so beschaffen sein, dass du mit etwa 30 Zentimetern Abstand sicher über dem Gefäß mit dem heißen Aufguss sitzt, zum Beispiel eine Yoni-Steam-Sauna, ein Hocker mit einer Aussparung auf der Sitzfläche oder schlicht die Bettkante. Manche Frauen stellen den Topf mit dem Yoni-Steam-Aufguss auch einfach ins Klo oder Bidet.

- Tuch oder Kleidungsstück aus Naturfasern: Es soll den Unterkörper umhüllen, damit kein Dampf entweichen kann, zum Beispiel ein weiter Rock oder ein Kleid, ein Handtuch oder eine Decke.

Wenn du erste Erfahrungen gesammelt hast, kann die Anschaffung eines Stövchens oder einer **elektrischen Herdplatte**, die in die Yoni-Steam-Sauna unter den Topf mit dem Aufguss gestellt wird, hilfreich sein. Mit Stövchen oder Herdplatte steamen Frauen, die den Kräuteraufguss länger warm halten wollen (ohne Wärmequelle lässt die Wärmewirkung des Dampfes je nach Wassermenge und Anfangstemperatur nach 15 bis 20 Minuten nach).

In manchen Fällen ist es sinnvoll, den Unterkörper nach jeder Yoni-Steam-Session wie nach einem finnischen Saunagang kurz und kräftig mit kaltem Wasser abzukühlen. Sebastian Kneipp empfiehlt so eine Abkühlung generell allen gesunden Anwenderinnen. Dafür eignen sich eine **Sitzbadewanne, ein Bidet oder die Duschbrause** – genauso wie ein nahe gelegener Bach, Teich oder See.

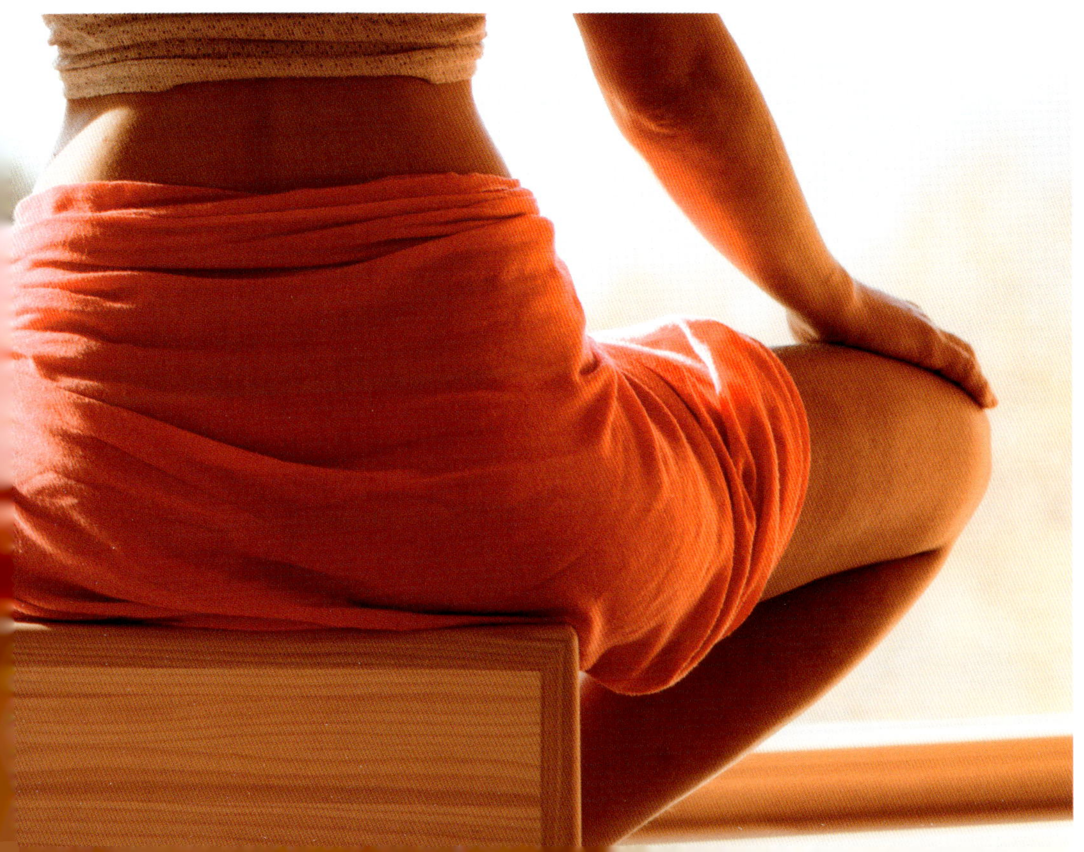

Welche Sitzvorrichtung ist für mich die richtige?

Für die schlichteste Version von Yoni Steaming brauchst du keine Sitzvorrichtung: Du stellst das Gefäß mit dem heißen Wasser einfach auf den Boden und kniest dich darüber. Die Arme kannst du auf deinem Bett oder der Sitzfläche eines Stuhles abstützen. So kannst du Yoni Steaming einfach mal ohne großen Aufwand ausprobieren. Du wirst dabei auf jeden Fall einen Eindruck davon bekommen, wie der warme Dampf auf deinen Beckenraum wirkt – und ob dir das grundsätzlich gefällt oder nicht.

Wenn du regelmäßig steamst, lohnt es sich, eine bequemere Sitzvorrichtung zu kreieren oder anzuschaffen. Denn in der beschriebenen Haltung kann es sein, dass deine Knie schmerzen oder deine Beine nach einiger Zeit verkrampfen. Manche Frauen berichten auch, dass sie beim Knien das Gefühl haben, im Becken noch „etwas halten" zu müssen, sodass sie bei der Dampfanwendung nicht richtig loslassen können.

Frauen waren zu allen Zeiten sehr erfinderisch, wenn es darum ging, beim Yoni Steaming bequem zu sitzen. Alte Texte beschreiben Hocker mit geflochtenen Sitzflächen, Fußbänke, Gebärstühle, Toilettenstühle oder Blechkübel als Hilfsmittel. Manche Frauen funktionieren auch ihre Yoga-Kopfstandhocker oder Stühle zu Yoni-Steam-Hockern um.

Wichtig: Abstand halten

Wichtig ist in jedem Fall, dass der Abstand zum Wasser stimmt: Bei einer Wassermenge von 1 bis 2 Litern erweisen sich 30 Zentimeter für die meisten Frauen als ideal. Ist der Abstand geringer, kann es sein, dass der Dampf zu heiß ist. Ist der Abstand hingegen zu groß, kommt möglicherweise zu wenig Dampf beim Körper an, was manche Frauen rückmelden als: „Ich spüre so wenig."

Eine Sitzvorrichtung, die speziell fürs Yoni Steaming entwickelt wurde und im Online-Handel erhältlich ist, ist die Yoni-Steam-Sauna. Dabei handelt es sich um eine Holzbox von 35 bis 45 Zentimetern Höhe mit einer etwa handgroßen Öffnung auf der Sitzfläche. Vorteile von Yoni-Steam-Saunas gegenüber anderen Vorrichtungen sind: Der heiße Aufguss hat genau den richtigen Abstand zum Körper, wodurch der Dampf in einer angenehmen Temperatur bei der Vulva ankommt. Die geschlossenen Seitenwände sorgen dafür, dass der Dampf nicht seitlich entweicht und stattdessen gebündelt durch die Öffnung auf der Sitzfläche auf das untere Becken wirkt. Die Öffnung ist in der Regel so konzipiert, dass beide Sitzbeinhöcker auf dem Holz aufliegen, was den Sitz bequem macht (Bezugsquellen siehe Anhang).

Im Unterschied zum Steaming auf der Toilette kannst du mit einer Yoni-Steam-Sauna genau dort steamen, wo du dich wohlfühlst und ungestört bist. Eine Anwenderin aus dem Yunna-Netzwerk erzählte, dass sie ihre Yoni-Steam-Sauna bewusst mitten im Wohnzimmer platziert hat: „So sehe ich meine Yunnabox mehrmals am Tag und erinnere mich daran, wie wichtig regelmäßige Auszeiten für mich sind (denn das verbinde ich vor allem mit Yoni Steaming). Oft genug vergesse ich das in meinem Alltag."

So wird's gemacht

- Bereite den Raum vor, in dem du steamen willst: Sorge für eine angenehme Temperatur und eine Atmosphäre, in der du dich wohlfühlst.

- Der erste Griff geht an die Füße, denn warme Fußsohlen sind eine Grundvoraussetzung für thermische Anwendungen. Eine wärmende Fußmassage und dicke Socken können eine Wohltat sein.

- Stelle die benötigten Hilfsmittel bereit.

- Bringe 1 bis 2 Liter Wasser zum Kochen.

- Gib die Yoni-Steam-Kräuter nach Dosierungsempfehlung in das Aufgussgefäß und übergieße sie mit dem Wasser.

- Stelle den Aufguss unter deine Sitzvorrichtung. Prüfe mit der Handfläche, ob der Dampf für dein individuelles Empfinden angenehm ist. Er sollte nicht mehr zu heiß, aber immer noch sehr warm sein. Ätherische Öle oder Aromamischungen gibst du erst jetzt in das Wasser.

- Entkleide deinen Unterkörper bzw. ziehe den Slip aus und behalte nur deinen Rock oder dein Kleid an. Setze dich dann mit etwa 30 Zentimetern Abstand über das Gefäß mit dem Kräuteraufguss. Falls du kein Kleidungsstück mehr trägst, kannst du dich in ein Handtuch oder eine Decke wickeln, damit kein Dampf entweicht.

- Lasse den Dampf so lange einwirken, wie es dir angenehm ist. Die Wärme lässt in der Regel nach 15 bis 20 Minuten nach.

- Kühle deinen Unterkörper – sofern du gesund bist und dir danach ist – kurz und kräftig mit kaltem Wasser ab.

- Lege dich hin, decke dich zu, ruhe dich aus, trinke ausgiebig und genieße das angenehme Gefühl in deinem Körper – ganz ähnlich wie du es nach einem finnischen Saunagang tust.

Wann, wie oft, wie lange?

Bei gesundheitlichen Problemen gilt: Mit Maß und Ziel steamen! Genauso wie wir beispielsweise Gesichtsdampfbäder bei Schnupfen nur so lange wie nötig einsetzen, tun wir das auch beim Yoni Steaming. Grundsätzlich gilt, dass du dein eigenes Wohlbefinden als Kompass nehmen kannst: Wenn das Steamen dir gut tut, ist es richtig, wenn nicht, dann lass es (zumindest für eine Weile) ruhen. Im Kapitel „Gesundheitliche Beschwerden“ finden sich konkrete Angaben über die empfohlene Anwendungshäufigkeit und -dauer.

Beim Steaming als Ritual in den Bereichen Zyklusachtsamkeit, Selbstfürsorge und Weiblichkeit zählt in Bezug auf die Anwendungshäufigkeit und -dauer das eigene Empfinden. Was brauchst du? Was tut dir gut? Manche Frauen steamen einmal pro Woche oder immer bei Vollmond, um sich bewusst Zeit für sich und ihre Weiblichkeit zu nehmen. Andere dampfen nur zu ganz besonderen Anlässen: Zum Beispiel im Rahmen einer Kinderwunsch- oder Wochenbettzeremonie. Wieder andere setzen die Wärmeanwendung an den drei Tagen vor und an den drei Tagen nach ihrer Menstruationsblutung ein, um diese Phase ihres Zyklus ganz bewusst zu erleben.

Die meisten Frauen steamen 10 bis 20 Minuten. Danach lässt die Wärmewirkung des Dampfes in der Regel nach. Beim Steaming mit Stövchen oder elektrischer Herdplatte haben sich 30 Minuten als zeitliche Obergrenze bewährt.

Tipps für eine gelungene Yoni-Steam-Session

Du kannst einige Vorkehrungen treffen, um deine Yoni-Steam-Session zu einem wirklich gelungenen Erlebnis zu machen, bei dem du ins Spüren und zur Ruhe kommst. Nimm dir für jede Session genug Zeit, mindestens eine halbe Stunde, besser mehr. Am besten bist du während dieser Zeit nicht mit anderen Alltagsdingen beschäftigt. Also: Smartphone aus, To-Do-Liste zur Seite legen, auch die in deinem Kopf! Vielleicht magst du dir stattdessen überlegen, was deine Intention für die Session ist? Worum geht es dir? Was brauchst du? Was wünschst du dir?

Steame in einem Raum, in dem du dich wohlfühlst und ungestört bist. Er sollte gut temperiert sein, damit du nicht frierst. Achte ganz besonders darauf, dass du warme Füße hast. Manche Frauen tragen beim Steaming warme Socken oder Stulpen, andere nehmen parallel sogar ein Fußbad. Diese äußere Wärme allein kann schon bewirken, dass sich etwas in dir entspannt. Auch bewusstes Atmen, schöne Musik, Kerzenlicht und Gegenstände, die dir wichtig sind oder dich an etwas erinnern, können dazu beitragen.

Ganz wichtig beim Steaming ist – genauso wie in der Sauna oder beim Ganzkörperdampfbad – dass du währenddessen und danach genug trinkst: Wasser oder Tee geben deinem Körper Flüssigkeit zurück, Saftschorle füllt zusätzlich deinen Elektrolythaushalt wieder auf.

Ein schöner Abschluss für deine Session kann es sein, deine Vulva einzucremen oder einzuölen. Vielleicht kommt dir das seltsam und ungewohnt vor. Aber nach einem Besuch in der finnischen Sauna verwendest du ja vielleicht auch Körpercreme oder Öl, um deiner Haut nach der Tiefenreinigung pflegende Fette zurückzugeben. Warum nicht das Gleiche nach einer Yoni-Steam-Session tun?

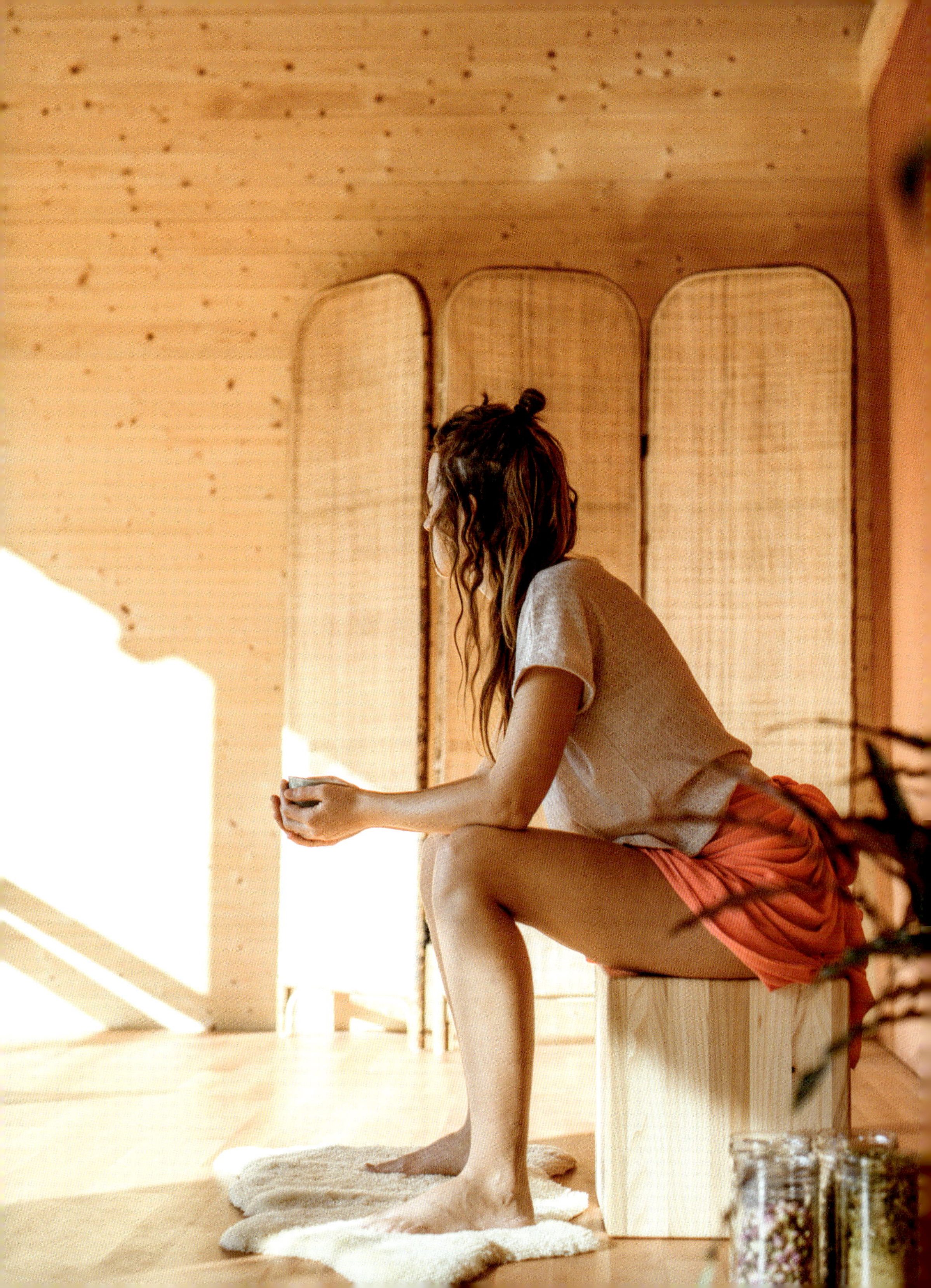

Tipp: Wenn du kannst und magst, plane nach jeder Session Zeit für ein kurzes Schläfchen ein, selbst wenn du tagsüber steamst. Viele Frauen können nach dem Yoni Steaming besonders gut schlafen – und fühlen sich hinterher wie neu geboren!

Übung macht die Meisterin – auch beim Yoni Steaming

Manchen Frauen ist das Steaming beim ersten Mal nicht so angenehm wie erwartet. In dem Fall lohnt es sich, die Sitzung zu unterbrechen und herauszufinden, woran das liegt. Manchmal reicht es, bei den Hilfsmitteln nachzujustieren: Vielleicht sitzt du zu nah über dem Wasser, wodurch es dir zu heiß wird. Versuche, den Sitzabstand zu vergrößern oder lasse das Wasser noch etwas abkühlen. Vielleicht spürst du aber auch zu wenig. Das kann daran liegen, dass die Öffnung deines Aufgussgefäßes zu klein oder das Wasser nicht mehr heiß genug ist. Vielleicht hast du zu wenig Wasser verwendet oder der Sitzabstand zum Wasser ist zu groß.

Es kann sein, dass du frierst und kalte Füße bekommst. Dann zieh dir warme Socken an. Wickle dich in eine Decke, drehe die Heizung auf oder wirf ein paar Holzscheite in den Kaminofen, bevor es weitergeht.

Manchmal passt schlicht und ergreifend der Ort nicht, an dem du steamst: Du sitzt auf der Toilette in deinem unaufgeräumten Bad, siehst Wäscheberge vor dir und die Badewanne könnte auch mal wieder geputzt werden? Keine gute Idee! Oder steht deine Yoni-Steam-Sauna mitten im Wohnzimmer, wo die Kinder um dich herumflitzen und im Minutentakt etwas von dir wollen? Wenn es geht, suche dir einen Ort zum Steamen, der dir guttut und an dem du für dich bist – einen Ort, an dem du dich wirklich entspannen kannst.

Es ist ganz normal, dass du am Anfang ein bisschen experimentieren musst, bis sich das Yoni Steaming ganz und gar stimmig anfühlt. Kein anderer kann vorhersagen, wie sich das Steaming für *dich* anfühlt und mit welchen Hilfsmitteln, Kräutern, in welcher Umgebung du dich am wohlsten fühlst. Aber sei beruhigt. Anfängliche Hindernisse sind meistens schnell überwunden: Wenn du einmal die richtigen Voraussetzungen für dich gefunden hast, werden alle folgenden Yoni-Steam-Sessions ein Selbstläufer sein.

Manchmal nützt alles Probieren und Nachjustieren nichts und es bleibt dabei: Du empfindest das Steaming als unangenehm. Darauf solltest du hören. Hier geht es nicht darum, etwas um jeden Preis durchzuziehen. Es geht darum, dass du dich um dich selbst kümmerst und gut auf dich und deine Gesundheit achtest. Nutze die Zeit, die du dir fürs Steaming freigenommen hast, um der Frage nachzuspüren: Was brauche ich? Was würde mir und meinem Körper jetzt wirklich gut tun? Sobald dir das klar ist: Tu's!

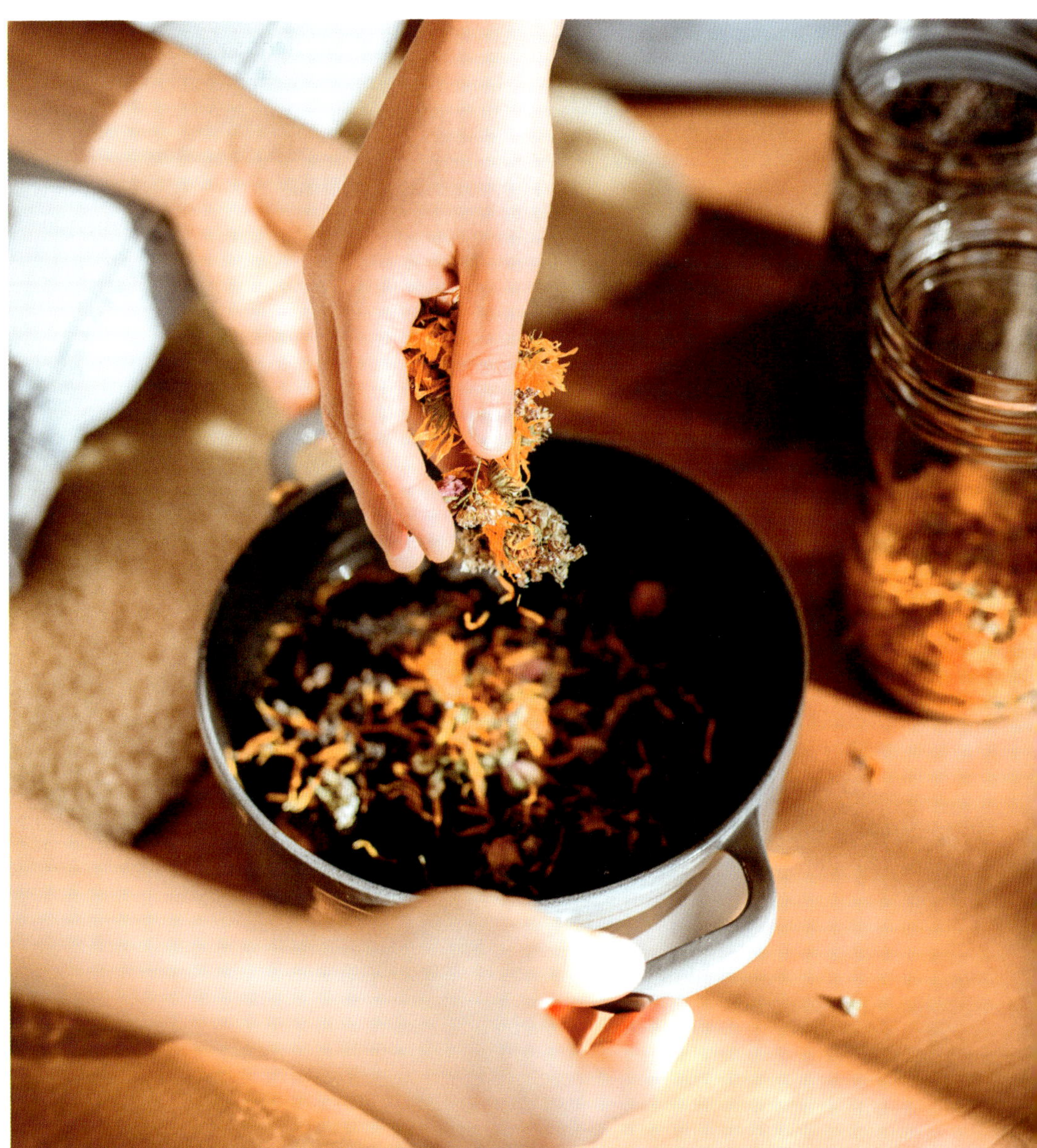

Dosierung von Heilpflanzen und ätherischen Ölen

Als wirksame und duftende Zusätze zum Yoni Steaming kannst du je nach Anwendung und persönlichen Vorlieben frische oder getrocknete Heilpflanzen, ätherische Öle oder Aromamischungen verwenden. Bei den Anwendungen findest du eine Liste der infrage kommenden Heilpflanzen bzw. ätherischen Öle. Vielleicht spricht dich spontan etwas an – dann schau in den Pflanzenporträts ab Seite 113 nach, dort sind die jeweiligen Eigenschaften – und im Fall der ätherischen Öle auch die Dosierungen – genauer beschrieben.

Heilpflanzen: Als Dosierung üblich sind traditionell 2 Esslöffel getrocknetes oder 4 Esslöffel frisches Kraut auf 1 bis 2 Liter kochendes Wasser. Bei manchen Heilpflanzen ist eine andere Dosierung sinnvoll. In diesen Fällen findest du einen entsprechenden Hinweis im Pflanzenporträt (siehe Seite 113). Die Wirkstoffkonzentration in einem Esslöffel getrocknetem Kraut ist wesentlich höher als in derselben Menge frisch geernteter Pflanze, allerdings gehen durch Zerkleinerung, Trocknung und Lagerung gerade die leichtflüchtigen Stoffe teilweise wieder verloren. Dabei verlieren manche Pflanzen mehr Wirkstoffe als andere, wodurch sich eine allgemein gültige Angabe, ob getrocknet oder frisch besser ist, nicht machen lässt. Kräuter im Teebeutel haben häufig eine schlechtere Qualität und enthalten weniger Wirkstoffe, die sich im Teebeutel außerdem nicht so optimal entfalten. Lose Tees aus der Apotheke in geprüfter Arzneibuchqualität bezüglich Qualität, Wirkstoffgehalt, möglicher Verunreinigungen und Schadstoffrückstände sind die bessere Wahl. Auch wässrig/alkoholische Pflanzenauszüge (Tinkturen) kannst du verwenden, allerdings ist zu bedenken, dass auch der enthaltene Alkohol leichtflüchtig ist und die Schleimhäute austrocknen oder reizen kann.

Ätherische Öle: Kommt es zum Beispiel bei medizinischen Indikationen auf eine genaue Dosierung der Wirkstoffe an, dann sind ätherische Öle oder gebrauchsfertige Aromamischungen eine gute Wahl. **Die Dosierung hängt vom Öl ab**: Bei gut haut- und schleimhautverträglichen ätherischen Ölen, wie zum Beispiel Lavendel oder Rosengeranie, und bei Aromamischungen haben sich 3 bis 5 Tropfen auf 1 bis 2 Liter heißes, nicht mehr kochendes Wasser bewährt. Viele Öle verwendest du besser in einer niedrigeren Dosierung, Angaben dazu findest du in dem jeweiligen Heilpflanzenporträt ab Seite 113. Sehr intensiv duftende, kostbare Öle wie Rose, Jasmin, Sandelholz und hoch wirksame Öle wie Angelikawurzel oder Kamille werden niedriger dosiert, hier genügen meist 1 bis 2 Tropfen pro Steaming. Bei den empfohlenen Aroma-Badesalzmischungen kannst du 2 bis 3 Teelöffel der fertigen Mischung pro Steaming verwenden. Das enthaltene Meersalz sorgt für eine etwas langsamere Freisetzung der ätherischen Öle und ist so vor allem für therapeutische und länger andauernde Sitzungen vorteilhaft.

Aromamischungen

Fertige Aromamischungen, zum Beispiel die von uns verwendeten und in diesem Buch empfohlenen Stadelmann-Aromamischungen der Bahnhof-Apotheke Kempten, sind eine sichere und nachhaltige Wahl. Sie bestehen aus sorgfältig ausgewählten Naturstoffen, die wenn möglich aus kontrolliert biologischem Anbau stammen. Alle Aromamischungen werden in hauseigener Manufaktur hergestellt. Sie enthalten nur 100 % naturreine Bestandteile und sind gänzlich frei von synthetischen Zusatzstoffen, Stabilisatoren und Konservierungsstoffen. Auch andere Firmen, wie zum Beispiel Farfalla oder Primavera, bieten hochwertige Aromamischungen und Naturkosmetikprodukte an (Bezugsquellen siehe Anhang).

Vorsichtsmaßnahmen

Beim Hantieren mit dem heißen Wasser ist wegen der Verbrühungsgefahr Vorsicht geboten, ganz besonders, wenn Kinder oder Personen mit eingeschränkter Wahrnehmungsfähigkeit im Raum sind.

Prinzipiell können Heilpflanzen allergische Reaktionen oder Hautreizungen verursachen. Wer bei sich eine Allergie (z. B. gegen Korbblüter) vermutet oder sehr sensible Haut hat, kann vor der ersten Anwendung den etwas abgekühlten Aufguss auf die Innenseite des Unterarms auftragen. Hier zeigt sich die Verträglichkeit oft schnell. Bei Juckreiz, Brennen oder anderen unangenehmen Gefühlen nach dem Steamen solltest du das Aufgussmittel nicht weiter verwenden.

Ätherische Öle und manche Aromamischungen sind konzentriert und wirken möglicherweise sehr intensiv. Achte immer auf die richtige Dosierung. Bei Reizungen während des Steamings solltest du sofort aufhören und die bedampften Hautstellen mit viel lauwarmem Wasser waschen.

Besondere Vorsicht gilt bei gereizten, wunden oder offenen Haut- und Schleimhautstellen. Dosiere deine Zusätze zunächst niedriger und wähle eine kürzere Dampfzeit von etwa 5 bis 10 Minuten bzw. so lange, wie du dich wohlfühlst. Bei Krampfadern im Vulvabereich oder Hämorrhoiden schließe dein Steaming immer mit einem kräftigen kalten, gefäßverengenden Wasserguss ab.

Kontraindikationen und Grenzen

Wer unsicher in Bezug auf den eigenen Gesundheitszustand ist und sich fragt, ob Steaming die richtige Wahl ist, sollte vor dem ersten Dampfsitzbad mit einer Ärztin, Heilpraktikerin oder Hebamme sprechen. Auch wenn viele Fachkräfte Yoni Steaming noch nicht als therapeutisches Verfahren kennen, werden sie einschätzen können, ob der Wärmereiz und der gewählte Zusatz im individuellen Fall eher hilft oder schadet.

Falls sich trotz der ärztlichen Zustimmung die Symptome verschlechtern oder du dich nicht wohlfühlst, dann unterbrich die Anwendung. Yoni Steaming soll immer angenehm sein. Wenn das nicht so ist, dann ist es jetzt für dich vielleicht nicht die Methode der Wahl. Möglicherweise sind deine Beschwerden gerade zu akut. Steamst du trotzdem weiter, kann es sein, dass du die Krankheit unzureichend behandelst und dadurch verschleppst oder sich die Symptome sogar verschlimmern.

Wenn du blutest, solltest du nicht steamen, also während der Periode, bei Zwischenblutungen oder der Neigung zu Zwischenblutungen und sehr starken Monatsblutungen, kurz nach einem Schwangerschaftsabgang und im Frühwochenbett, unmittelbar nach gynäkologischen Eingriffen und Operationen – und natürlich bei allen vaginalen Blutungen mit ungeklärter Ursache. Der Grund: Beim Yoni Steaming weiten sich die Gefäße und mehr Blut wird in die peripheren Bahnen gepumpt. Bestehende Blutungen können sich dadurch verstärken und die körperlichen (Wundheilungs-)Prozesse eventuell negativ beeinflusst werden.

Wenn die Blutung nachlässt und nach der Periode, Geburt oder Fehlgeburt weniger Blut abfließt, das Sekret bzw. der Wochenfluss bräunlich aussieht, dann bedeutet das: Der Reinigungs- oder Heilungsprozess ist fortgeschritten, offene Wunden sind verschlossen. Was jetzt noch kommt, ist in erster Linie Wundsekret der sich verschließenden und wieder im Aufbau befindlichen Schleimhaut. Jetzt ist Steaming in vielen Fällen in Ordnung. Mehr noch: Es kann dich darin unterstützen, das Erlebte körperlich und emotional abzuschließen. Bespreche dich – falls du im Wochenbett oder nach einer Fehlgeburt steamen möchtest, am besten noch einmal mit deiner Hebamme, wann genau für dich der richtige Zeitpunkt ist zu starten.

Früher wurde vom Steaming in der Schwangerschaft abgeraten, solange die Geburt nicht angeregt werden soll. Heute geht man davon aus, dass Frauen bei einer stabilen Schwangerschaft keine Frühgeburt riskieren. Bei Neigung und tatsächlichen vorzeitigen Wehen darfst du kein Steaming durchführen, frage im Zweifel deine Hebamme oder Gynäkologin um Rat.

Ebenfalls aufs Steaming verzichten sollten Frauen, die im aktuellen Zyklus möglicherweise schwanger geworden sind, es aber noch nicht sicher wissen. Bei der Befruchtung und Einnistung einer Eizelle laufen im Körper hochkomplexe, hormonell gesteuerte Prozesse ab. Wir tun gut daran, diese Prozesse nicht unnötig zu stören. Auch nicht durch Yoni Steaming.

Bei fieberhaften Infekten leistet dein Körper harte Arbeit. Unter anderem steuert er den Wärmehaushalt so, dass die Krankheitsabwehr optimal funktionieren kann. In diesen Prozess solltest du nicht durch Steaming eingreifen, sondern dein Immunsystem ungestört arbeiten lassen.

Akute Entzündungsprozesse mit einer Rötung, Schwellung und Überwärmung des Gewebes sollten auch keinen zusätzlichen Wärmereizen ausgesetzt werden. Warte mit dem Steaming, bis die akuten Beschwerden abgeklungen sind.

Grenzen von Yoni Steaming

Die Erfahrungen vieler Frauen zeigen, dass das Dampfsitzbad bei einer Vielzahl von Beschwerden hilfreich sein kann. Leichte Symptome kannst du damit oftmals gut behandeln. Bei ausgeprägten Beschwerden kann Yoni Steaming eine naturheilkundliche oder konventionelle Behandlung in der Regel begleiten, aber nicht ersetzen. Wenn sich die Symptome verschlechtern, du Schmerzen oder Fieber bekommst, dann warte nicht zu lange, sondern nimm die Hilfe einer Ärztin oder Therapeutin in Anspruch.

Aufgestaute Gefühle, verdrängte Erinnerungen

Die meisten Frauen aus unseren Netzwerken empfinden das Yoni Steaming als reinste Wohltat. Doch es können auch andere Empfindungen und Gefühle aufkommen. Immer wieder kommt es vor, dass beim Yoni Steaming die Tränen zu fließen beginnen und sich die Frauen gar nicht so richtig erklären können, woher die so plötzlich kommen. Vielleicht ist da ein Gefühl von tiefer Traurigkeit bei einem unerfüllten Kinderwunsch. Oder es sickert die Erkenntnis durch, dass überhaupt kein Spüren, keine Verbindung zum Schoßraum ist. Auch das kann traurig machen. Manchmal kommen alte Schuldgefühle zum Vorschein: Das Erleben dieses angenehmen, vielleicht sogar lustvollen Gefühls im Schoß kann Glaubenssätze wie „Ich darf das nicht!“ aktivieren.

Das alles kann überwältigend, vielleicht sogar beängstigend sein. Doch wenn sich unterdrückte Gefühle endlich zeigen, wenn wir sie in ihrer ganzen Größe fühlen und sie sich auch körperlich Bahn brechen, kann das auch eine große Erleichterung sein. Das kennst du bestimmt, wenn du schon mal einen wirklichen und länger andauernden Heulkrampf überstanden hast. Hinterher breitet sich Erschöpfung im ganzen Körper aus, alle Anspannung ist von dir abgefallen. Das Gedankenkarussell im Kopf ist zum Stillstand gekommen, du bist ganz ruhig, vielleicht sogar friedlich.

Wenn du durch so einen Prozess gegangen bist, verkriechst du dich danach am besten mit einer Tasse Tee oder einem Teller Suppe ins Bett. Vielleicht hast du jemanden, der dich jetzt in den Arm nimmt, an den du dich anlehnen, mit dem du kuscheln kannst. Oder du versinkst in deine Lieblingsmusik, ein gutes Buch oder einen herzerwärmenden Film. Wenn du dabei einschläfst – umso besser. Nach dem Schlaf kann es sein, dass deine Welt wieder ein bisschen heller geworden ist.

Nicht alle Frauen mit angestauten Gefühlen oder traumatischen Erfahrungen erleben das Yoni Steaming als heilsam. Besonders bei Menschen, die sexuellen Missbrauch erlebt haben, kann das Steaming etwas triggern, das unbedingt der therapeutischen Begleitung und Unterstützung bedarf. Statistisch gesehen erfahren zwei Schüler oder Schülerinnen aus jeder Schulklasse sexuelle Übergriffe. Anders als viele Betroffene glauben, sind sie damit nicht allein und es gibt professionelle Hilfe. Adressen finden sich im Anhang.

Allein oder in der Gemeinschaft steamen

Du kannst alleine steamen oder auch in Gemeinschaft mit anderen. Steaming in Gemeinschaft kommt dir vielleicht im ersten Moment befremdlich vor. Aber immer mehr Frauen probieren es mit ihren Freundinnen, in Frauenkreisen oder Workshops aus – und viele sind begeistert. Das kann nackt oder bekleidet, von jemandem angeleitet oder ganz frei sein. Stell dir das Ganze in etwa so vor, wie mit Freundinnen in die Sauna zu gehen. Genauso entspannend, nährend, verbindend, lustig und gesellig kann es sein, in gemütlicher Frauenrunde zu „dampfen“ (Workshop-Angebote siehe Anhang).

Ein besonderes Erlebnis ist es auch, wenn dir eine andere Person – zum Beispiel dein Partner oder deine Partnerin, eine Freundin, Therapeutin, Hebamme oder Doula – das Dampfbad zubereitet und dich dabei begleitet. In Zeiten und Situationen, in denen du besonders gefordert bist, kann so eine fürsorgliche Geste sehr wohltuend sein. Auch als Zeremonie an einer besonderen Schwelle des Frauenlebens kann Yoni Steaming in Gemeinschaft zelebriert werden: Zum Beispiel als Menarche-Ritual, kurz vor einer Hochzeit, als Kinderwunsch-Zeremonie oder im Spätwochenbett.

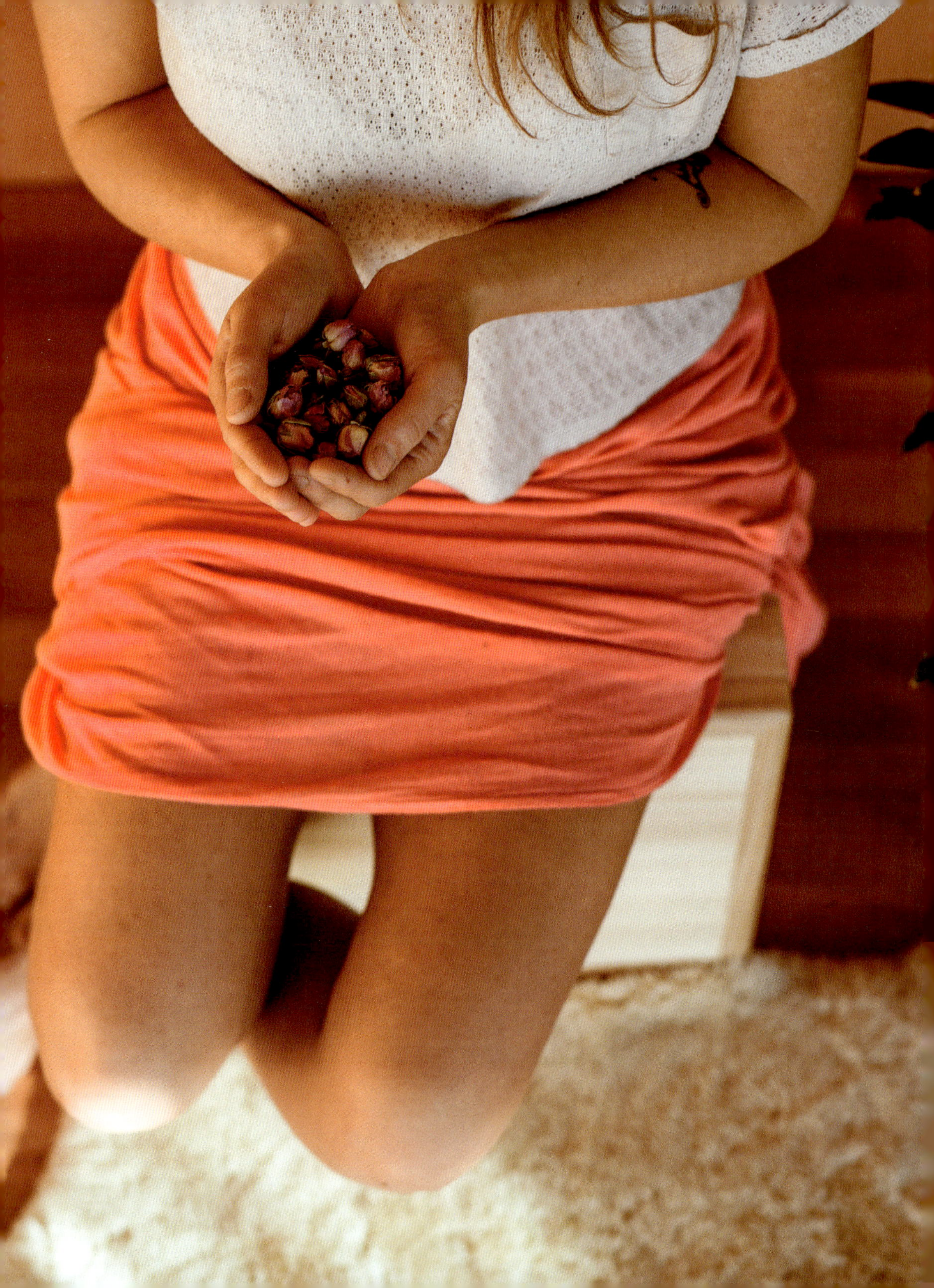

Zyklusachtsamkeit

Vielleicht gehörst du zu den Frauen, die ihren Menstruationszyklus vor allem mit der Periodenblutung assoziieren. Die ist das sichtbarste und offensichtlichste Zeichen deines Zyklus, aber längst nicht alles.

Die vier Zyklusphasen

Der Menstruationszyklus lässt sich in vier Phasen einteilen. Was hier Monat für Monat passiert, hat nicht nur Einfluss auf deine Fruchtbarkeit, sondern auch auf deinen ganz normalen Alltag.

In der ersten Zyklusphase (nach der Menstruation bis kurz vorm Eisprung) reifen in der Regel mehrere Eizellen heran. Da das Ganze in Eibläschen, den sogenannten Follikeln geschieht, nennt sich diese Phase auch Follikelphase. Die Follikel bilden das Hormon Östrogen. Es sorgt dafür, dass sich die Gebärmutterschleimhaut verdickt und der Zervixschleim im Gebärmutterhals verändert. Zu Beginn ist er noch zäh und der Muttermund fest verschlossen. Je näher der Eisprung rückt, desto durchlässiger wird der Schleim und der Muttermund öffnet sich. All das sind Vorbereitungen auf eine mögliche Schwangerschaft. Die Metapher „innerer Frühling" veranschaulicht die Qualität dieser Zyklusphase, in der die Zeichen auf Wachstum und Erneuerung stehen. Viele Frauen spüren jetzt, wie ihnen von Tag zu Tag mehr Energie zur Verfügung steht.

Die Eisprungphase beschreibt die Tage rund um den Eisprung. Wenn die Eizelle herangereift und auch sonst alles für eine mögliche Befruchtung vorbereitet ist, springt die Eizelle in den Eileiter und steht dort 12 bis 24 Stunden für eine potenzielle Befruchtung bereit. Jetzt passt die Metapher vom „inneren Sommer". Im Inneren stehen nun alle Zeichen auf Fruchtbarkeit und Fülle. Sofern dein Nervensystem nicht durch etwas anderes getriggert ist, kann es sein, dass du dich auch im Alltag energiegeladener und selbstbewusster als sonst fühlst. Und nicht nur das: Rund um den Eisprung nehmen viele Frauen wahr, dass ihre Haut reiner ist als sonst, ihr Haar glänzender und ihre Anziehung aufs andere Geschlecht größer. Viele haben in dieser Zyklusphase besonders viel Lust auf Sex.

Die anschließende Zyklusphase wird Luteal- oder Gelbkörperphase genannt. Das Eibläschen wandelt sich in den sogenannten Gelbkörper um, der nun beginnt, Progesteron zu produzieren. Dieses Hormon sorgt dafür, dass die aufgebaute Gebärmutterschleimhaut verstärkt Nährstoffe einlagert und im Fall einer Befruchtung der Eizelle dafür sorgt, dass die Schwangerschaft in diesem frühen Stadium aufrechterhalten und geschützt wird. Der Zervixschleim verdickt und der Muttermund schließt sich wieder. Hat in diesem Zyklus keine Befruchtung stattgefunden und das hormonelle Signal zur Schwangerschaft bleibt aus, dann kommt 12 bis 16 Tage nach dem Eisprung die nächste Menstruation und damit beginnt ein neuer Zyklus. Wie im Herbst die Blätter welken, verkümmern die (unbefruchtete) Eizelle und das Eibläschen (Follikel), in dem die Eizelle herangereift ist. Damit lässt für viele Frauen spürbar die Sommerenergie nach. Es ist ein ganz feiner, manchmal kaum merklicher Prozess, der sich individuell unterschiedlich äußern kann: Womöglich nimmt die Leistungsfähigkeit ab, Prioritäten verschieben sich, alles wird anstrengender, die Stimmung gereizter, das Bedürfnis nach Ruhe und Rückzug größer. Die Qualität dieser Phase veranschaulicht die Metapher „innerer Herbst".

Falls keine Befruchtung stattgefunden hat, löst sich die Gebärmutterschleimhaut und wird zusammen mit der verkümmerten Eizelle vom Menstruationsblut ausgespült. Jetzt sind wir im „inneren Winter" angekommen. Der ist im besten Fall eine Ruhe- und Regenerationszeit. Oft ist es aber auch eine schwierige Zeit, zum Beispiel wenn eine dringend benötigte Pause nicht möglich ist oder Menstruationsbeschwerden den Alltag stark beeinträchtigen.

Nach dem inneren Winter kommt wieder der innere Frühling. Nun geht das Ganze von vorne los. Durch die zyklisch schwankende Hormonkonzentration in deinem Blut kann es sein, dass du innerhalb eines einzigen Zyklus die gesamte Gefühlspalette durchlebst. Dörte Staneck, Expertin für Zyklusachtsamkeit, formulierte es in ihrem Kalender *Zyklen leben 2022* so: „Jeder Tag im weiblichen Körper ist anders, und du bist ein bisschen anders jeden Tag."

Yoni Steaming für mehr Zyklusachtsamkeit

Yoni Steaming kann dich darin unterstützen, deinen Zyklus in all seinen Facetten wahrzunehmen, ihn besser kennen- und vielleicht sogar lieben zu lernen. Beim Steaming kannst du bewusst nach innen schauen und die feinen Veränderungen der Zyklusphasen auf körperlicher und seelischer Ebene beobachten. Wärme und Heilpflanzen unterstützen dich in den unterschiedlichen Zyklusphasen auf unterschiedliche Weise.

Den inneren Frühling begrüßen

Im inneren Frühling kann dir Yoni Steaming helfen, die Phase der Menstruation körperlich und seelisch abzuschließen und dich auf den neuen Zyklus auszurichten. Während der Session kannst du beobachten: Durchfließt mich noch die eher ruhige Winterenergie oder keimt schon neue Kraft auf? In deiner inneren Welt bemerkst du jetzt vielleicht etwas Ähnliches wie in der äußeren Welt im März oder April: So wie du möglicherweise nach dem Winter Lust hast, in der Wohnung alle Fenster aufzureißen, die im Winter eingestaubten Teppiche raus an die Sonne zu hängen und auszuklopfen, alles durchzusaugen, auszumisten, Platz und Klarheit zu schaffen, kann es jetzt sein, dass in dir die Ideen sprudeln, die Lebenskraft erwacht und du Lust bekommst, wieder mehr ins Außen zu gehen. Bevor du deinen spontanen Impulsen folgst, lohnt es sich aber auf jeden Fall zu fragen: Bin ich wirklich schon so weit? Jetzt ist ein guter Zeitpunkt, um noch einmal innezuhalten und dir klar zu werden: Wofür willst du deine Kräfte im kommenden Zyklus nutzen?

Auf körperlicher Ebene beobachten manche Frauen im inneren Frühling, wie die Menstruation noch ein paar Tage vor sich hin „kleckert". Es kommt nur noch wenig bräunliches Sekret. Jetzt kann Yoni Steaming dem Körper helfen, den Selbstreinigungsprozess, der die Menstruation letztlich ist, abzuschließen. Erfahrungsberichte zeigen, dass der Dampf ausklingende Schmierblutungen verkürzen und die kommende Menstruation angenehmer machen kann.

Den inneren Sommer feiern

Rund um den Eisprung ist Yoni Steaming ein wunderschönes Ritual zum Spüren und Ehren des sinnlichen Frauseins, zum Erforschen der eigenen Lust, als Vorbereitung einer intimen Begegnung mit anderen oder als Reinigungsritual danach (siehe Seite 61, 87).

Yoni Steaming kann dir aber jetzt, wo du besonders viel Energie hast, wo du aktiv bist und dich womöglich ganz schön verausgabst, auch etwas Ruhe und Entspannung schenken (siehe Seite 62). Auch im inneren Sommer brauchen wir Pausen. Genauso wie wir nicht pausenlos wach sein oder feiern können, ohne uns hinterher erschöpft zu fühlen. Bei einem Steaming-Ritual im inneren Sommer kannst du bewusst bei dir selbst einchecken: Wie geht's mir und meinem Körper? Bin ich noch bei mir oder nur noch im Außen? Was ist mir wirklich wichtig? Wie kann ich mich wieder darauf fokussieren?

Im inneren Herbst ankommen

Vielleicht geht es dir wie vielen anderen Frauen und es fällt dir schwer, im inneren Herbst deine Ansprüche an dich selbst und deine Leistungsfähigkeit loszulassen. Hier kann dir Yoni Steaming eine große Hilfe sein: Der warme Dampf setzt mit seinem Temperaturreiz ein Signal der körperlichen Entspannung, das sich vom Becken aus im ganzen Körper ausbreiten kann. Viele Frauen berichten nicht nur von körperlicher, sondern auch von tiefer seelischer Entspannung, zu der ihnen das Ritual verhilft. Yoni-Steam-Kräuter mit beruhigender Wirkung können den Effekt verstärken (siehe Seite 62).

Wenn dir der innere Herbst regelmäßig melancholische, vielleicht sogar depressive Verstimmungen beschert, kannst du Yoni Steaming auch als Ritual zelebrieren, bei dem du den Blick weg von deinem Leiden und allem, was gerade nicht möglich ist, hin auf das Gute in deinem Leben lenkst. Mache dir bewusst, dass du am Ende eines ganzen Zyklus stehst, in dem du wahrscheinlich jede Menge erlebt und geschafft hast. Vielleicht magst du deinen Kalender oder dein Journal durchblättern und die letzten Wochen noch mal Revue passieren lassen – inklusive der Gefühle, die dabei präsent waren? Tauche ein in alles, was aufkommt. Jetzt ist eine gute Zeit, um das Erlebte zu reflektieren und zu verdauen.

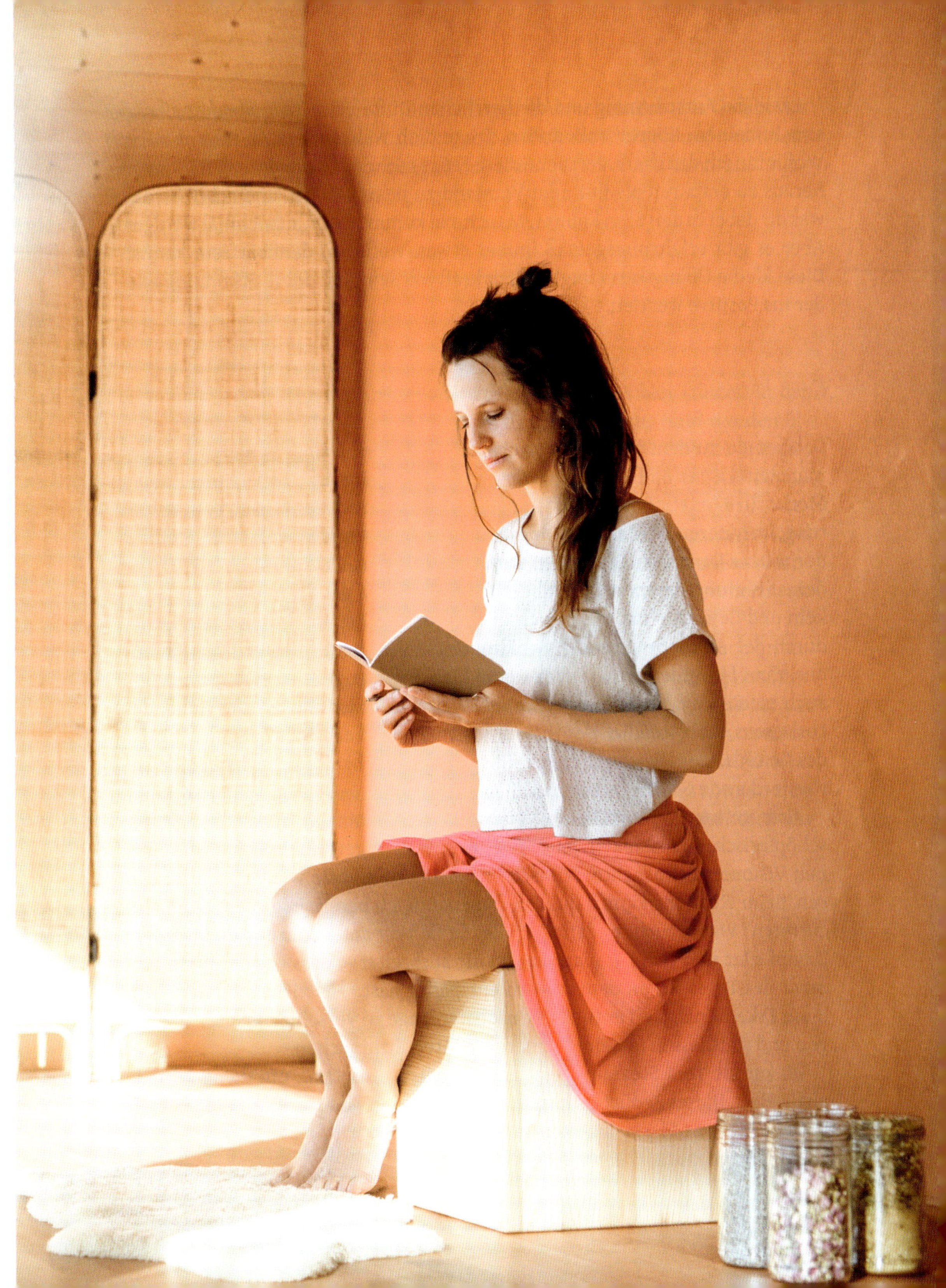

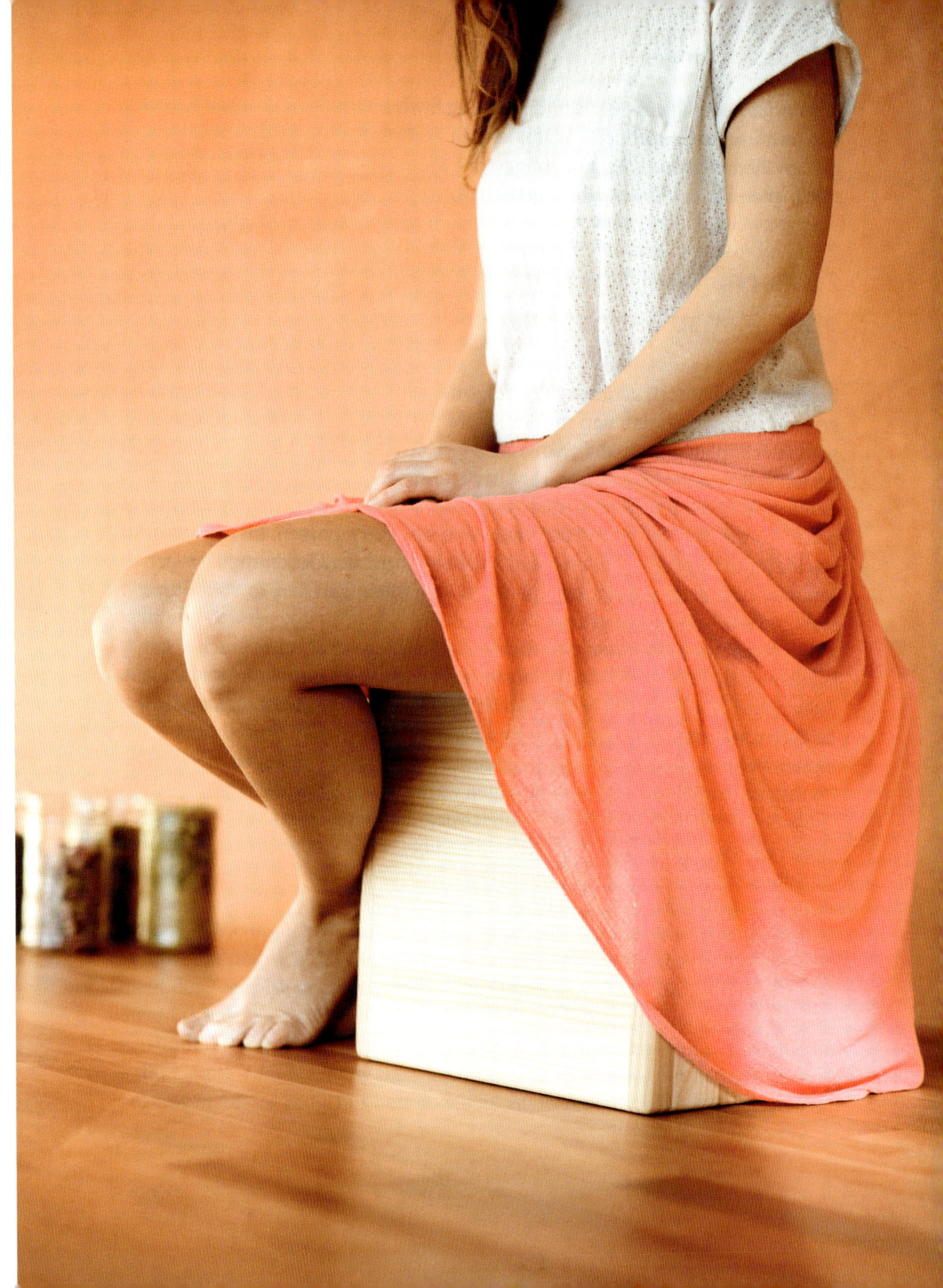

Selbstfürsorge

Yoni Steaming verschafft manchen Frauen ein Wohlgefühl, das sie an das Gefühl in der Therme, dem (Ganzkörper-)Dampfbad oder der finnischen Sauna erinnert. Natürlich kommt beim Steaming die Wärme zunächst im Unterleib an, über das vegetative Nervensystem und den Blutkreislauf wirkt sie sich aber auf den ganzen Körper aus. Grund genug, den warmen Kräuterdampf zur Reinigung und Pflege, zur Entspannung, Schlafförderung oder als besonderes Ritual der Innenschau in den Alltag zu integrieren.

Reinigen und pflegen

Yoni Steaming kann ein besonderes Reinigungs- und Intimpflegeritual sein, bei dem du dich bewusst deiner Körpermitte zuwendest. Da die Vagina über eine hervorragende Selbstreinigungsfunktion verfügt, die wir durch zu intensive oder falsch praktizierte Intimpflege eher stören als unterstützen, gilt es, dieses Ritual sparsam einzusetzen – etwa in besonderen Situation wie im Spätwochenbett (siehe Seite 106) oder rund um die intime Begegnung mit einer anderen Person (siehe Seite 87).

Dampf ist nichts anderes als gasförmiges Wasser, aber zusammen mit der Wärme ermöglicht Dampf eine Art Tiefenreinigung – das ist beim Yoni Steaming ganz ähnlich wie bei Gesichtsdampfbädern. Durch die Wärme wird die Durchblutung angeregt und der Intimbereich beginnt gewissermaßen zu „schwitzen“. Die Hautporen öffnen sich, alte Verklebungen und Verhärtungen lösen sich, der Stoffwechsel wird angeregt.

Die durchs Steaming durchlässigere Haut und Schleimhaut wiederum können die Wirk- und Pflegestoffe der verwendeten Öle und Heilpflanzen besser aufnehmen. Wähle Aufgussmittel mit einem Duft, der dir gefällt – das kann ein besonderes Gefühl von Sauberkeit und Frische vermitteln. Wer unter Hautreizungen, Anal- oder Genitalekzemen leidet, kann Heilpflanzen oder ätherische

Öle nehmen, die die Wundheilung und Hautregeneration anregen. Nach dem Steaming kann die besonders aufnahmefähige Haut und Schleimhaut mit einem hochwertigen Pflanzenöl oder einer Aromamischung verwöhnt und gepflegt werden.

Steaming mit Heilpflanzen

- Lavendelblüten, Ringelblumenblüten oder Rosenblüten

Steaming mit ätherischen Ölen insgesamt max. 3 – 5 Tropfen, (Dosierung, s. S. 114 ff)

- Cistrose, Lavendel, Palmarosa, Rose oder Rosengeranie
- Stadelmann-Aromamischung Lavendel-Zitrone-Bad oder Rosengeranie-Lavendel-Öl

Stress abbauen und entspannen

Kennst du das? Du bist den ganzen Tag beschäftigt. Du jonglierst mehrere Aufgaben gleichzeitig. Du arbeitest To-Do-Listen ab, du planst, organisierst, kommunizierst, reflektierst. Irgendwie bekommst du alles, was dein Leben so schön bunt macht, unter einen Hut. Aber abends raucht dir der Kopf. Wenn du dir dann bewusst Zeit für dich nimmst, ist es gar nicht so leicht, runterzukommen.

Willkommen im Club! In unserer Leistungsgesellschaft ist uns dieser Zustand wahrscheinlich allen vertraut. Aber wer im Alltag auf Hochtouren läuft, muss für Pausen sorgen – am Abend oder zwischendurch –, sonst wird irgendwann alles zu viel.

Yoni Steaming zur Entspannung

Yoni Steaming kann dir ein tiefes Gefühl der Entspannung schenken, das sich vom Becken aus im ganzen Körper ausbreitet. Wenn wir uns entspannen, wird die Atmung ruhiger und tiefer und das Herz schlägt langsamer. Die Gefäße weiten sich, wodurch der Blutdruck sinkt. Die Muskeln lockern sich und die Ausschüttung von Stresshormonen wird heruntergefahren. All das kannst du durch Yoni Steaming unterstützen.

Wenn du dich vor dem Schlafengehen entspannen möchtest, lies das Kapitel „Besser schlafen" (siehe Seite 64). Tipps für eine Entspannungspause vor dem Sex findest du ab Seite 87. Auch mit dem Abendritual ab Seite 65 kannst du den Tag entspannt abschließen.

Persönliche Erfahrungen

Manuela: „Das Steaming entspannt mich nicht nur körperlich, sondern auch ganz tief seelisch. Meine Innenschau wird anders, ich bin danach offener, weicher, freundlicher mit mir."

Johanna nach ihrer allerersten Steaming-Session: „Das Dampfsitzbad tat mir enorm gut, körperlich wie auch seelisch! Es zentrierte mich auf so eine sanfte Art, dass ich es gar nicht mitbekam. Danach war ich wie ausgewechselt und tief zufrieden."

Steaming mit Heilpflanzen

- Blüten der Echten Kamille, Lavendelblüten, Melissenblätter oder Rosenblüten

Steaming mit ätherischen Ölen insgesamt max. 3 – 5 Tropfen, (Dosierung, s. S. 114 ff)

- Benzoe, Bergamotte, Jasmin, Kamille blau, Kamille römisch, Lavendel, Melisse, Muskatellersalbei, Neroli, Orange, Palmarosa, Petit Grain oder Sandelholz
- Stadelmann-Aromamischung Verwöhnbad oder Waldfrischebad

Besser schlafen

Schlaflose Nächte kennen wir alle. Meist folgen ein müder Tag und eine erholsame Nacht – kein Grund zur Sorge also. Jedoch finden erstaunlich viele Menschen Nacht für Nacht keine Erholung. Sie schlafen schlecht ein, wachen häufig auf und liegen dann lange wach oder empfinden den Schlaf als unruhig und wenig erholsam. Am nächsten Morgen fühlen sie sich wie gerädert. Hält der Zustand länger als einen Monat an und wird als belastend empfunden, spricht man von Schlafstörungen.

Mögliche Gründe gibt es viele: Sorgen, Stress und Ängste, Schmerzen, Harndrang oder Hitzewallungen, Schichtarbeit, Alkohol, Koffein und bestimmte Medikamente sind häufige Auslöser. Manche lassen sich leicht vermeiden (Alkohol, Lärm, Licht), andere nur schwer. In jedem Fall können Rituale wie Yoni Steaming, die Körper und Geist entspannen, das Einschlafen erleichtern und einen erholsamen Schlaf fördern.

Yoni Steaming für erholsamen Schlaf

Generell kann es sein, dass du nach einer Steaming-Session müde wirst. Manche Anwenderinnen stellen ihre Yoni-Steam-Sauna gleich ins Schlafzimmer, damit sie nach der Session direkt ins Bett schlüpfen können. Ähnlich wie bei einem Saunabesuch ist es die Entspannung, die uns auf wohlige Art schläfrig machen kann. Die Wärme bewirkt, dass das Herz ruhiger schlägt und die Muskeln sich entspannen. Zusätze von beruhigenden, schlaffördernden Heilkräutern oder ätherischen Ölen tun ihr Übriges. Konkrete Anregungen für ein abendliches Yoni-Steam-Ritual findest du auf Seite 65.

Steaming mit Heilkräutern

› Blüten der Echten Kamille, Lavendelblüten, Melissenblätter oder Rosenblüten

Steaming mit ätherischen Ölen insgesamt max. 3 – 5 Tropfen, (Dosierung, s. S. 114 ff)

- Benzoe, Jasmin, Kamille römisch, Lavendel, Melisse, Muskatellersalbei, Neroli, Orange, Palmarosa, Petit Grain oder Sandelholz
- Stadelmann-Aromamischung Entspannungsbad

Persönliche Erfahrung

Dörte: „Manchmal setze ich mich kurz vor dem Schlafengehen auf die Box. In Phasen, in denen ich zu viel im Kopf habe oder unruhig schlafe, hilft das super. Es ist einfach so beruhigend und entspannend und für mich eine sehr effiziente Stressregulierung. Wenn sich die Wärme im Becken ausbreitet, gibt mir das ein Gefühl der Geborgenheit und Sicherheit. Manchmal schlafe ich fast auf meiner Box ein. Dann rolle ich mich nur noch ins Bett."

Abendritual für alle Sinne

Eine schöne Möglichkeit, um nach einem vollen Tag Stress im Körper abzubauen, ist es, den Sinnen ganz bewusst „Futter" zu geben. Natürlich nicht irgendein Futter, sondern das Wohltuendste und Nährendste, das dir einfällt – zum Hören, Riechen, Fühlen, Schmecken und Sehen. Yoni Steaming kann ein Abendritual sein, bei dem du bewusst alle deine Sinne ansprichst. Hier ein paar Ideen für deine nächste abendliche Yoni Steam Session:
Hören: Leg deine liebste Lieblingsmusik auf.
Riechen: Gib 3 bis 5 Tropfen ätherisches Öl deiner Wahl ins Yoni-Steam-Wasser.
Spüren: Lenke deine Aufmerksamkeit ganz bewusst auf die sich ausbreitende Wärme und Entspannung im Körper.
Schmecken: Gieße beispielsweise etwas frisch gepressten Zitronen- oder Apfelsaft in einer Tasse mit heißem Wasser auf. Nach Belieben mit Honig süßen

und mit Gewürzen wie Zimt, Ingwer oder Kurkuma verfeinern.
Sehen: Blicke hinaus in die Natur, schaue ein Bild an oder stelle die Steambox an einer Stelle deiner Wohnung auf, die du am allerliebsten magst, und sieh dich um.

Gute Nacht!

Selbstfürsorgeritual: Gefühlen nachspüren und Raum geben

Immer wieder erleben Frauen beim Yoni Steaming, dass sich nicht nur etwas in ihrem Schoßraum öffnet, sondern auch in ihrem Herz. Ganz unterschiedliche Gefühle können aufkommen, während sich Wärme und Entspannung im Körper ausbreiten: schöne und herausfordernde, wohlbekannte und überraschende. Yoni Steaming kann ein Selbstfürsorgeritual sein, bei dem du diesen Gefühlen nachspürst und ihnen bewusst Raum gibst. Wenn du magst, nimm die Frage „Wie geht es dir?“ mit in die Session. Schicke sie – adressiert an dich selbst oder deinen Körper – in dein Inneres und beobachte, welche Empfindungen, Gedanken, Bilder oder Gefühle in dir aufkommen.

Vielleicht merkst du auf einer ganz grundlegenden Ebene, dass du Hunger oder Durst hast, dass du müde, erschöpft oder überarbeitet bist. Vielleicht kommt auch etwas ganz Unerwartetes in dir hoch. Vielleicht wird dir klar, wie sehr du in deinem Kopfkino festhängst. Heiße alles, was sich dir zeigt, willkommen und nimm es ernst. Wenn du durstig bist, trinke etwas. Wenn du müde bist, schlafe. Wenn du emotional gefordert bist, überlege dir, was dir jetzt konkret helfen könnte. Sobald dir etwas einfällt – tu's!

Freundschaft schließen mit dem Schoßraum

Frauen, die stark unter PMS, Menstruationsschmerzen, wiederkehrenden Blasenentzündungen oder Pilzinfektionen leiden, verbinden mit ihrem Schoßraum oft wenig Positives. Ähnliches berichten Frauen nach Operationen, etwa bei Endometriose, Myomen oder zur Entfernung der Gebärmutter. Yoni Steaming kann helfen, in solchen Situationen wieder Freundschaft mit dem Schoßraum zu schließen und ein neues Gefühl für die eigene Weiblichkeit zu entwickeln. Selbst etwas tun zu können, das guttut, ist für viele Betroffene heilsam und selbstermächtigend.

Persönliche Erfahrungen

Shila: Seit meiner Jugend habe ich bei jeder Menstruation sehr starke Schmerzen. Irgendwann erhielt ich die Diagnose Endometriose. Eine Operation folgte. Ich begann mit dem Steaming, als mein Kinderwunsch weiterhin unerfüllt bliebt. In der ersten Zyklusphase steamte ich jeden zweiten Tag für eine halbe, maximal dreiviertel Stunde. Irgendwann bemerkte ich, dass sich wirklich etwas veränderte. Es war eine kleine, eher innere Bewegung: Ich war mehr bei mir, konnte mich nach der Operation wieder mit meinem Körper anfreunden und tatsächlich sind auch die Schmerzen, die die Mens ankündigen, ein bisschen weniger geworden. Nun bin ich im neunten Monat schwanger."

Ina: „Ich habe seit über zehn Jahren mit Endometriose, Myomen und starken Blutungen zu tun und auch schon zwei Operationen hinter mir. Schulmedizinisch gibt es nicht wirklich etwas, das mir hilft. Die Botschaft meiner Frauenärztin ist: ‚Entweder Sie halten durch oder Sie lassen sich die Gebärmutter entnehmen.' Das ist natürlich eine große Sache. Ich habe viel probiert: Hormonbehandlungen, TCM, Ayurveda, Akkupunktur. Bisher konnte ich nie wirklich etwas damit lösen. Beim Steaming war ich anfangs sehr skeptisch, auch aus der Angst heraus, womöglich alles noch schlimmer zu machen. Was mich aber angesprochen hat, war, dass der Dampf – anders als zum Beispiel Tabletten, die man schluckt – direkt auf die Gebärmutter geht und dort lokal wirkt. Sehr wichtig war und ist für mich eine gute Begleitung, die ich bei einer Vaginal-Steam-Beraterin in Berlin gefunden habe."

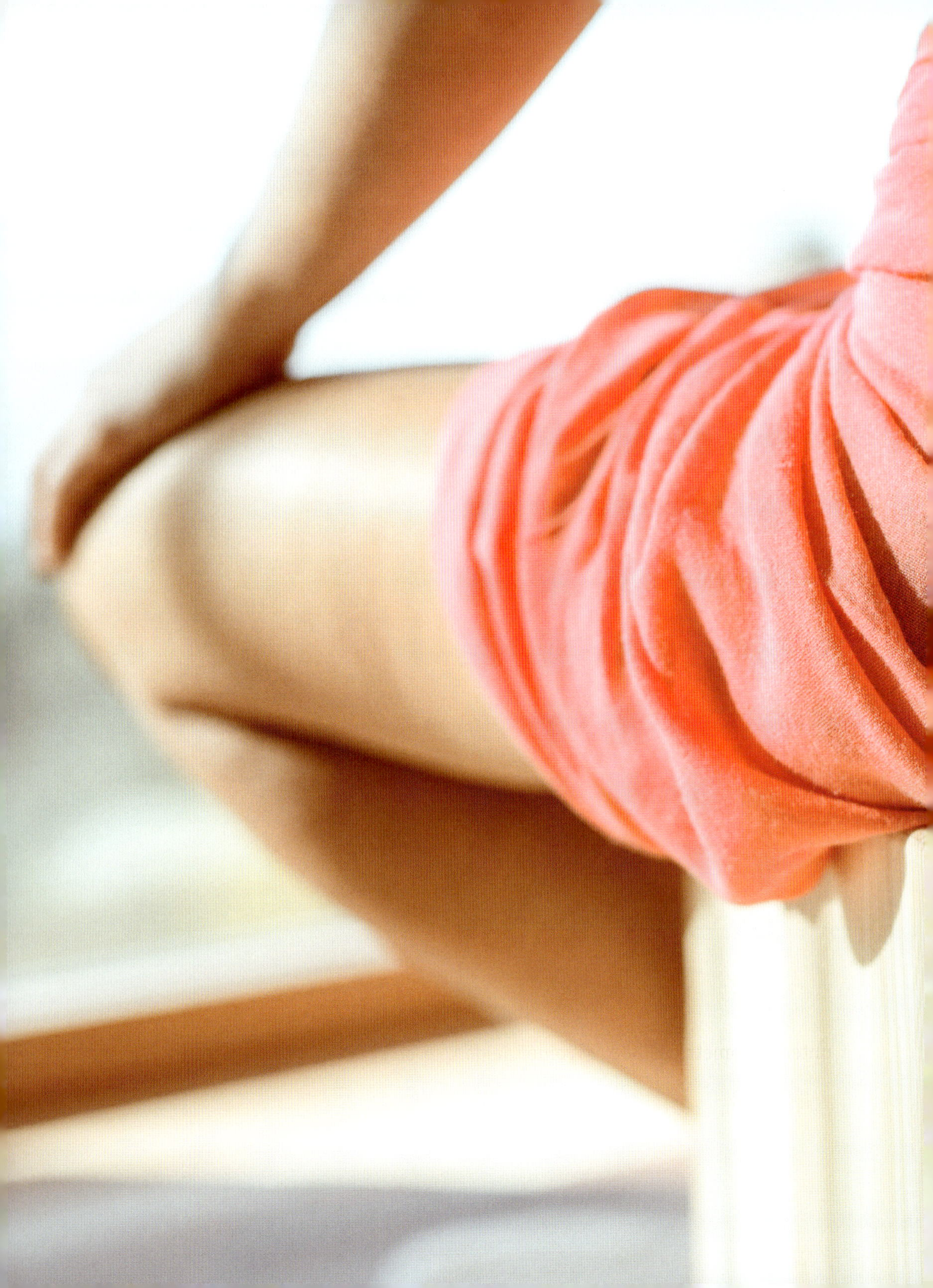

Gesundheitliche Beschwerden

Yoni Steaming wirkt unmittelbar auf das Becken. Daher kommt die Dampfanwendung bei gesundheitlichen Problemen rund um Beckenboden, Geschlechtsorgane, Harnwege, Blase, Niere und Darm zum Einsatz. Da sich der Wärmereiz und die Wirkstoffe im gesamten Körper ausbreiten, kann Yoni Steaming zudem den Zyklus harmonisieren, den Schlaf fördern und seelisch ausgleichen.

PMS und schmerzhafte Menstruation

Viele Frauen kennen sie: die Tage vor den Tagen, die irgendwie anders, manchmal schmerzhaft und im extremen Fall sehr belastend sind. Gemeint ist das prämenstruelle Syndrom (PMS), ein Bündel aus körperlichen und psychischen Beschwerden, die einige Tage vor der Menstruation auftreten können. Die Palette reicht von Kopf- und Rückenschmerzen über Völlegefühl und schmerzende Brüste bis hin zu Gereiztheit, Traurigkeit und Erschöpfung. Obwohl so viele Frauen darunter leiden, wissen wir bis heute nur, dass es sich um ein hormonelles Ungleichgewicht handelt – Ursachen unbekannt.

Setzt die Blutung dann ein, verschwinden die PMS-Beschwerden meist recht schnell. Dafür kommen für viele nun Menstruationsschmerzen ins Spiel: Bei Dysmenorrhö zieht sich die Muskulatur im Unterleib krampfartig zusammen, was leichte ziehende, aber auch heftige Schmerzen verursachen kann. Begleitende Symptome können unter anderem Kopf- und Rückenschmerzen, Übelkeit und Erbrechen, Müdigkeit und Antriebslosigkeit sein.

Schmerzen während der Menstruation kennen besonders auch Frauen, die unter Endometriose oder Myomen leiden. In beiden Fällen kann es hilfreich sein, sich der Gebärmutter – trotz oder gerade wegen der belastenden gesundheitlichen Situation – immer wieder liebevoll zuzuwenden (siehe Seite 94).

Vorsicht bei unbekannten Schmerzen

Bei einer primären Dysmenorrhö bestehen die Beschwerden seit der Menarche, der ersten Blutung. Von einer sekundären Dysmenorrhö ist die Rede, wenn die Blutung bisher beschwerdefrei war und die Schmerzen erst im Lauf des Lebens auftreten. Hier kommen verschiedene Ursachen in Frage, die es therapeutisch abzuklären gilt.

Yoni Steaming bei PMS und schmerzhafter Menstruation

Die Erfahrungsberichte vieler Frauen zeigen, dass Yoni Steaming unregelmäßige Zyklen harmonisieren und Zyklusbeschwerden lindern kann. Daher ist es auch bei PMS einen Versuch wert! Ein erster Schritt kann sein, sich generell mit dem eigenen Zyklus auseinanderzusetzen (siehe Seite 53). Fühlst du dich in den Tagen vor den Tagen vor allem psychisch beeinträchtigt? Dann lies auch im Kapitel über Stress nach, was du tun könntest (siehe Seite 62).

Auch bei schmerzhafter Menstruation hat sich Yoni Steaming vielfach bewährt. Schon Sebastian Kneipp empfahl den Unterleibsdampf in seinem Buch *Meine Wasserkur* von 1889 zur Linderung von „Krämpfen bei der Periode". Auch in der Volksmedizin des Alpenraums taucht das Dampfbad bei Menstruationsbeschwerden auf. Die Frauen aus dem Yunna-Netzwerk haben Yoni Steaming bei Menstruationsbeschwerden weniger durchs Ausgraben alter Rezepturen entdeckt als vielmehr durch die begeisterte Empfehlung anderer Frauen. Manche steamen wegen anderer gesundheitlicher Probleme, zum Beispiel um eine wiederkehrende Infektion in den Griff zu bekommen, und stellen nach einigen Monaten überrascht fest, dass auch ihre Menstruationsbeschwerden nachlassen – als positive „Nebenwirkung" sozusagen. Die Krämpfe kurz vor oder während der Menstruation lassen nach, manchmal verschwinden sie komplett.

Der Erfolg kann sich unmittelbar bei der ersten Session oder auch erst nach und nach durch regelmäßiges Steaming über mehrere Zyklen hinweg einstellen. Keli Garza schlägt folgenden Rhythmus vor: je ein Dampfbad an den drei Tagen vor Einsetzen der Blutung und je eins an den drei Tagen, nachdem kein frisches, rotes Blut mehr fließt.

Manche Erfahrungsberichte sind geradezu euphorisch. So gibt es Frauen, die seit ihrer Menarche Monat für Monat mit fast unerträglichen Schmerzen zu kämpfen hatten, die alles probiert haben, bei denen aber nichts wirklich geholfen hat. Erst Yoni Steaming war das Puzzleteil, das ihnen wieder einen normalen Alltag ermöglicht hat. Leider gibt es auch Frauen, die große Hoffnung aufs Steaming setzen, bei denen die gewünschte Wirkung aber ausbleibt.

Persönliche Erfahrung

Jenny: „Ich hatte immer sehr starke Schmerzen kurz bevor es losging und am ersten Tag der Menstruation. Meine Schmerzen waren krampfartig, sodass ich manchmal kaum aufrecht stehen konnte. Ich musste im Schnitt drei Schmerztabletten nehmen, damit ich den Tag überstand. Wärmekissen und Tees hatten bei mir gar keinen Effekt. Meine Hormonwerte wurden gecheckt, aber da gab es keine Auffälligkeiten. Inzwischen war der Periodenschmerz so in meinem Gehirn gespeichert, dass ich schon fünf Tage, bevor es losging, Angst vor den Schmerzen hatte. Und dann las ich durch Zufall einen Artikel über Yoni Steaming. Schnell war für mich klar, dass ich das ausprobieren wollte. Inzwischen steame ich immer an den drei Tagen vor der Periode. Ich nehme Heublume, Kamille oder Salbei, Schafgarbe und Lavendel, kurz vor der Periode nehme ich noch Beifuß dazu. Ich kann es selber noch nicht ganz glauben, aber die krampfartigen Schmerzen sind komplett weg. Ich verspüre manchmal noch ein leichtes Ziehen im Unterleib, aber das halte ich locker ohne Schmerztabletten aus. Für mich ist es wie ein Wunder – keine Krämpfe mehr, nur durch Kräuter und Dampf."

Steaming mit Heilkräutern bei Menstruationsschmerzen

- Blüten der Echten Kamille, Lavendelblüten, Schafgarbenblüten oder -kraut, Rosenblüten oder Taubnesselblüten/-kraut

Steaming mit ätherischen Ölen bei Menstruationsschmerzen insgesamt max. 3 – 5 Tropfen, (Dosierung, s. S. 114 ff)

- Angelikawurzel, Bergamotte, Cistrose, Jasmin, Kamille römisch, Majoran, Melisse, Muskatellersalbei, Neroli, Palmarosa, Rose, Rosengeranie, Sandelholz oder Schafgarbe
- Stadelmann-Aromamischung Entspannungsbad

Lange Zyklen oder ausbleibende Menstruation

Als medizinisch normal gilt eine Zyklusdauer zwischen 23 und 35 Tagen: Tag 1 deines aktuellen Zyklus ist Tag 1 der letzten Blutung. Der letzte Tag des aktuellen Zyklus ist der Tag, bevor die neue Blutung einsetzt. Da der Zyklus sehr sensibel darauf reagiert, was in unserem Leben sonst noch los ist, ist es durchaus normal, wenn Zyklen zum Beispiel bei Stress, im Urlaub oder in Lebenskrisen in ihrer Länge ab und zu vom individuell normalen Zyklusmuster abweichen. Wenn die Zyklen dauerhaft länger als 35 Tage dauern, stellt das für viele Frauen jedoch eine Belastung dar. Von einer Amenorrhö ist die Rede, wenn die Menstruation über längere Zeit ausbleibt, obwohl keine Schwangerschaft besteht.

Yoni Steaming bei langen Zyklen oder ausbleibender Menstruation

In der Klostermedizin des Mittelalters wurde Yoni Steaming zur Anregung einer schwachen oder ausbleibenden Periode empfohlen. Die Erfahrungen einiger Teilnehmerinnen unserer Yoni-Steam-Workshops bestätigen die menstruationsfördernde Wirkung des warmen Kräuterdampfs. Die Frauen erlebten, dass ihre Blutung, die sie eigentlich erst in ein paar Tagen erwartet hatten, überraschenderweise schon am Tag nach der Steaming-Session kam. Der Wärmereiz beim Yoni Steaming hatte wahrlich etwas in Bewegung gesetzt.

Bei unregelmäßigen und langen Zyklen können gezielt ätherische Öle gewählt werden, denen eine hormonmodulierende Wirkung zugeschrieben wird. Diese kommt vermutlich über das Riechsystem und indirekt durch die Aufnahme der Inhaltsstoffe über Haut und Schleimhäute zustande.

Steaming mit Heilkräutern

› Anissamen, Fenchelsamen, Heublumen, Blüten der Echten Kamille, Lavendelblüten oder Rosenblüten

Steaming mit ätherischen Ölen insgesamt max. 3 – 5 Tropfen, (Dosierung, s. S. 114 ff)

› Anis, Fenchel, Jasmin, Kamille blau, Kamille römisch, Muskatellersalbei, Rose oder Rosengeranie

Vaginale Infektionen

Infektionen bzw. Entzündungen der Vagina (Vaginitis oder Kolpitis) werden meist durch Bakterien oder Pilze, selten durch Viren oder Einzeller (Trichomonaden) ausgelöst. Auch die Vulva kann betroffen sein (Vulvovaginitis). Sind Pilze (meist Candida albicans) die Übeltäter, spricht man auch von Vaginalmykose. Bei häufig wiederkehrenden Beschwerden kann auch die Psyche eine Rolle spielen.

Die Infektion kann unbemerkt verlaufen, in der Regel macht sie sich jedoch durch Juckreiz, Brennen und Rötung bemerkbar. Es kann ein in Farbe und Konsistenz ungewohnter Ausfluss bestehen, der möglicherweise unangenehm riecht. Auch Beschwerden beim Wasserlassen können auf eine Vaginitis, aber auch auf eine Blasenentzündung (siehe Seite 76) hindeuten.

Ursache ist meist ein gestörtes mikrobielles Gleichgewicht in der Vagina.

Die Vaginalmikrobiota/-flora besteht überwiegend aus Milchsäurebakterien, die für ein leicht saures Milieu in der Vagina sorgen und dadurch vor Krankheitserregern schützen. Verschiebt sich das Vaginalmilieu, nimmt die Zahl der Milchsäurebakterien ab und andere Bakterien (z. B. Gardnerella) oder Pilze (meist Candida albicans) nehmen überhand. Dies kann beispielsweise nach einer Antibiotikumeinnahme oder durch hormonelle Umstellungen (etwa in den Wechseljahren) passieren, aber auch durch übertriebene oder falsche Hygiene, zu enge und synthetische Kleidung oder häufigen Geschlechtsverkehr.

Yoni Steaming bei vaginalen Infektionen

In erfahrungsheilkundlichen Texten tauchen Dampfsitzbäder als Hausmittel bei unspezifischen Unterleibsentzündungen auf. Auch Frauen aus dem Yunna-Netzwerk berichten von positiven Effekten: Wenn sie beim allerersten Anzeichen einer Infektion mit keimhemmenden Pflanzenzusätzen steamen, können sie eine ernsthafte Erkrankung oftmals im letzten Moment noch abwenden. Das kann durch einmaliges Steaming gelingen oder aber nach mehreren Tagen täglichem Steaming. Die entzündungshemmenden, Haut und Schleimhäute beruhigenden Eigenschaften einiger Heilpflanzen können ebenfalls dazu beitragen, die Symptome zu lindern.

Bei starken, lang andauernden oder häufig wiederkehrenden Beschwerden solltest du die Infektion von deiner Gynäkologin abklären lassen. Aber selbst wenn eine Therapie mit einem Antibiotikum oder Antimykotikum notwendig sein sollte, kann Yoni Steaming im individuellen Fall unterstützend und wohltuend wirken. Sollten sich die Symptome jedoch durchs Steaming verschlimmern, ist die Anwendung nicht das Richtige.

Steaming mit Heilkräutern

- Blüten der Echten Kamille, Lavendelblüten, Melissenblätter, Mutterkraut, Ringelblumenblüten, Rosenblüten, Salbeiblätter, Schafgarbenblüten oder -kraut, oder Thymiankraut

Steaming mit ätherischen Ölen insgesamt max. 3 – 5 Tropfen, (Dosierung, s. S. 114 ff)

- Cistrose, Eucalyptus citriodora, Immortelle, Kamille blau, Kamille römisch, Lavendel, Manuka, Melisse, Myrte, Palmarosa, Rose, Rosengeranie, Salbei, Sandelholz, Schafgarbe, Teebaum oder Thymian (CT geraniol)
- Stadelmann-Aromamischung Rose-Teebaum-Essenz oder Sitzbad

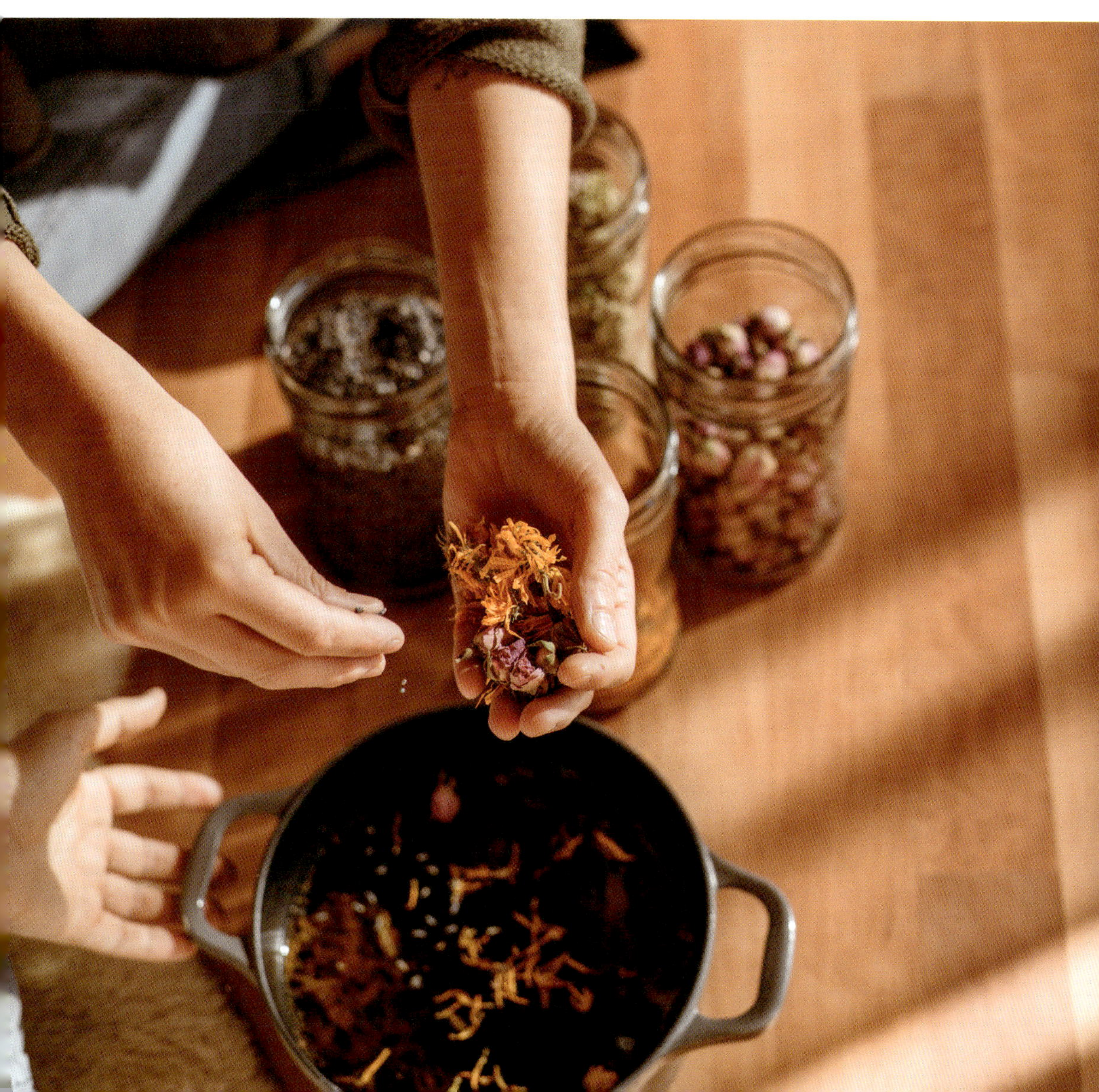

Persönliche Erfahrungen

Theresa: „Bei mir hängen Pilzinfektionen direkt mit Stress zusammen. Wenn ich das leichteste Jucken bemerke, was bei mir immer das erste Anzeichen einer Pilzinfektion ist, versuche ich sofort, Stress zu reduzieren, mich warm zu halten und viel zu trinken. Außerdem nehme ich ein Dampfsitzbad mit einem Tropfen der Aromamischung Rose-Teebaum-Essenz. Danach lasse ich meinen Intimbereich lufttrocknen. Meistens klappt es, dass das Jucken dadurch verschwindet."

Barbara: „Meine erste Steaming-Erfahrung als Therapeutin war mit einer Klientin, die viel mit Infektionen und Vaginalpilz zu tun hat. Sie rief mich spätabends an und war verzweifelt. Sie könnte sich blutig kratzen, sagte sie mir. Wir mussten völlig improvisieren: ‚Was hast du denn zuhause?', fragte ich sie. Am Ende schnitt sie Knoblauch klein, übergoss ihn mit heißem Wasser und setzte sich über den Dampf. ‚Schau, ob es für dich passt oder nicht', riet ich ihr. Es passte! Sie war begeistert darüber, wie wohltuend und lindernd die warmen Knoblauchdämpfe für sie waren. Gleich am nächsten Tag bestellte sie sich ihre eigene Yoni-Steam-Sauna."

Harnwegsbeschwerden

Blasenentzündungen (Zystitis) mit Reizungen der Schleimhäute, Schmerzen beim Wasserlassen und häufigem Harndrang treten besonders bei Frauen recht häufig auf. Meist stammen die Erreger aus dem Darm. Der Grund dafür ist die weibliche Anatomie: Darmausgang und Harnröhrenöffnung liegen nah beieinander, daher gelangen Bakterien aus dem Darm schneller in die Harnröhre. Da der Weg bis zur Blase kurz ist, kann sich schnell eine Blasenentzündung entwickeln. Neben einer falschen Hygiene kann auch Geschlechtsverkehr Blasenentzündungen begünstigen (Honeymoon-Zystitis). Unterkühlung, zum Beispiel durch kalten Wind, längeres Sitzen auf kaltem Untergrund, feuchte

Kleidung, aber auch kalte Füße fördern Beschwerden der Harnwege. Eine geschwächte Immunabwehr (z. B. in Herbst und Winter oder durch Medikamenteneinnahme), zu geringe Trinkmenge oder eine falsche Ernährung erhöhen ebenfalls das Risiko.

Auch bei Kindern gehören Harnwegsinfekte zu den häufigsten bakteriellen Erkrankungen. Besonders in der Phase des Trockenwerdens führen kleine Missgeschicke schnell zu feucht-kalter Unterwäsche mit der Gefahr einer Verkühlung. Das schmerzhafte Brennen beim Wasserlassen bewirkt dann Verkrampfung und Harnverhalten, was die Beschwerden noch verschlimmert.

In der Schwangerschaft können sowohl die Lage des Kindes, das auf die Harnwege drückt, als auch die hormonellen und anatomischen Veränderungen zu Harnwegsbeschwerden führen. In den Wechseljahren, wenn aufgrund von Östrogenmangel die Schleimhäute trockener werden, das Vaginalmilieu sich verändert und das Gewebe sich um die Harnröhre zurückzieht, sind viele Frauen davon betroffen.

Bei den meisten Frauen sind Harnwegsinfekte in der Regel harmlos und können oftmals, sofern rechtzeitig erkannt, erfolgreich selbst behandelt werden. Unbeachtet kann die Infektion jedoch weiter aufsteigen und dann zu einer Nierenbeckenentzündung (Pyelonephritis) führen. Diese äußert sich durch teils starke Schmerzen an den Körperseiten und in der Nierengegend (v. a. beim Abklopfen) und eventuell durch Fieber über 38 °C. Eine Nierenbeckenentzündung muss immer von der Ärztin behandelt werden. Generell gilt, bei den ersten Anzeichen einer Blasenentzündung mit der Selbsthilfe zu beginnen und bei nicht eintretendem Erfolg zügig ärztliche Hilfe anzunehmen.

Yoni Steaming bei Harnwegsinfekten

In der alpinen Volksmedizin sind Dampfsitzbäder als Hausmittel bei Harnwegsbeschwerden bekannt und verbreitet. Viele Bäuerinnen schwören bis heute bei Blasenleiden aller Art darauf. Als Kräuter finden sich in alten und neuen Rezepturen Heublumen, Ackerschachtelhalm (Zinnkraut), Schafgarbe, Brennnessel und Echter Salbei.

Frauen aus dem Yunna-Netzwerk bestätigen die positive Wirkung von Yoni Steaming bei Harnwegsbeschwerden. So manche Infektion lässt sich ihren Erfahrungen nach verhindern, wenn sie beim ersten Anzeichen für eine Blasenentzündung ein oder mehrere Dampfsitzbäder nehmen und gleichzeitig die Trinkmenge erhöhen. Als positive Begleiterscheinung geben sie an, dass sie sich während der Anwendung nicht nur körperlich, sondern auch psychisch entspannen können: Stress – der teilweise als Auslöser für den Infekt wahrgenommen wird – fällt vom Körper ab und die Sorgen werden kleiner – auch die rund ums Krankwerden oder -sein.

Auch in Fachkreisen kommt Yoni Steaming bei Harnwegsbeschwerden zum Einsatz: In der anthroposophischen Medizin und Pflege gilt speziell das Kamillendampfbad als vielfach bewährtes Mittel zur Prophylaxe bei Neigung zu Blasenentzündungen, zur begleitenden Behandlung von akuten Harnwegsinfekten sowie zur Nachbehandlung; außerdem bei Blasenreizung, Blaseninkontinenz und Harnverhalt.

Die Aromatherapie kennt und nutzt Sitz(dampf)bäder als therapiebegleitende Maßnahme bei Blasenentzündungen. Hier kommen ätherische Öle mit keimtötender, durchblutungsfördernder und entkrampfender Eigenschaft zum Einsatz. Ziel ist bei allen Anwendungen, die Muskulatur zu entspannen, die Durchblutung zu verbessern und die Nierenfunktion anzuregen.

Gesteamt wird nach Bedarf ein- bis dreimal täglich, bis die Beschwerden abklingen. Besonders wichtig bei Harnwegsinfekten: Achte beim Steaming unbedingt darauf, dass du warme Füße hast!

Steaming mit Heilpflanzen

- Angelikawurzel, Blüten der Echten Kamille, Lindenblüten, Melissenblätter, Mutterkraut, Schafgarbenblüten oder -kraut, Thymiankraut oder Heublumen

Steaming mit ätherischen Ölen insgesamt max. 3 – 5 Tropfen, (Dosierung, s. S. 114 ff)

- Bergamotte, Eucalyptus citriodora, Kamille römisch, Majoran, Manuka, Melisse, Muskatellersalbei, Myrte, Neroli, Orange, Palmarosa, Salbei, Sandelholz, Schafgarbe, Teebaum oder Thymian (CT Linalool)
- Stadelmann-Aromamischung Sandelholz-Sitzbad oder Hallo-Wach-Bad

Persönliche Erfahrungen

Martina: „Neulich habe ich den ganzen Nachmittag im Garten gearbeitet, es war kalt und windig. Die meiste Zeit arbeitete ich gebückt, wodurch der Pulli etwas hochrutschte und es mir am unteren Rücken zog. Abends nahm ich dann die typischen Anzeichen einer Blasenentzündung wahr: Ziehen im Unterleib, ein Schmerz in der Nierengegend, ein brennendes Gefühl auf der Toilette. Ich habe mir sofort Brennnesseltee gemacht und ein Dampfsitzbad mit ätherischem Lavendelöl genommen. Danach habe ich mich warm eingepackt und mich hingelegt. Am nächsten Morgen war's weg. Das war für mich wie ein Wunder!"

Maria: „Ich habe einen langen Leidensweg mit chronischen Blasenentzündungen hinter mir. Gefühlt habe ich alles gelesen, was es zu dem Thema zu lesen gibt, und versucht, alle Ratschläge perfekt umzusetzen – nichts half. Heute sind Dampfsitzbäder das einzige naturheilkundliche Mittel, das ich bei den allerersten Anzeichen noch benutze. Sie unterstützen mich unmittelbar bei der körperlichen und psychischen Entspannung. Vor allem der psychische Effekt des Dampfes erscheint mir bei meiner persönlichen Geschichte wichtig. Meine Sorgen werden sofort kleiner, ich kann mich entspannen.

Christine: „Ich hatte eine wirklich schlimme Nierenbeckenentzündung. Dampfsitzbäder mit Kamillenblüten haben mir die Schmerzen genommen."

Verstopfung

Bei Verstopfung (Obstipation) bleibt der Stuhl zu lange im Darm und/oder ist sehr hart. Oft ist der Gang aufs Klo mit Schmerzen verbunden und es bleibt das Gefühl, dass der Darm trotz Stuhlgang nur unvollständig entleert ist. Manchmal kommt es zu Völlegefühl, Blähungen oder Krämpfen. Durch verstärktes Pressen können Risse am After, Hämorrhoidalbeschwerden und eine Schwächung des Beckenbodens entstehen.

Verstopfung gehört zu den Zivilisationskrankheiten: Die häufigsten Ursachen sind eine zu ballaststoffarme Ernährung und Bewegungsmangel. In der Schwangerschaft kann die hormonelle Gewebeauflockerung eine Verstopfung begünstigen. Seltener kommen Erkrankungen oder manche Medikamente in Betracht. Lässt sich das Problem nicht mit Ernährungsumstellung (viel ballaststoffreiches Gemüse und Obst, Vollkornprodukte, ausreichend Flüssigkeit) und mehr Bewegung beheben, ist es ratsam, ärztlichen Rat einzuholen.

Yoni Steaming bei Verstopfung

Dampfsitzbäder werden sowohl in der Volksheilkunde als auch in der anthroposophischen Medizin bei Verstopfung angewendet. Der warme Dampf kann helfen, die Eigenbewegung des Darms (Darmperistaltik) in Gang zu setzen. Betroffene berichten, dass sie sich zum Teil unmittelbar nach dem Steaming erleichtern können. Geeignete Heilkräuter können diese Wirkung unterstützen.

Wichtig ist, dass du eine Sitzvorrichtung mit ausreichend großer Öffnung verwendest, sodass der Dampf auch wirklich die Analregion erreicht. Falls du improvisieren musst, kannst du das heiße Wasser und die Kräuter in einen Eimer geben und dich darüber setzen. Oder aber du stellst den Aufguss in die Toilette.

Steaming mit Heilpflanzen

- Angelikawurzel, Anissamen, Fenchelsamen, Blüten der Echten Kamille, Lavendelblüten oder Schafgarbenblüten oder-kraut

Persönliche Erfahrung

Julia: „Ich steame regelmäßig, wenn ich Druck in der Magen-Darm-Gegend spüre, aber nicht aufs Klo kann. Der warme Dampf entspannt diesen Teil des Körpers und ich habe das Gefühl, der Darm kann sich dadurch „neu ordnen". Hinterher kann ich eher Luft ablassen und mir Erleichterung verschaffen."

Andrea: „Ich hatte in meinen Schwangerschaften zum Ende hin mit hartem Stuhl zu kämpfen, was für mich ganz, ganz schlimm war. Jedes Mal, wenn ich auf die Toilette musste, dachte ich, ich sterbe. Meine Hebamme meinte, ich könne auch bei Verstopfung steamen, weil der warme Dampf die Gefäße erweitert und die Haut geschmeidiger macht. Genauso war es! Die Dampfbäder haben mir richtig gut getan."

Steaming mit ätherischen Ölen insgesamt max. 3 – 5 Tropfen, (Dosierung, s. S. 114 ff)

- Angelikawurzel, Anis, Fenchel süß, Kamille römisch, Lavendel, Majoran, Muskatellersalbei oder Schafgarbe
- Stadelmann-Aromamischung Entspannungsbad

Hämorrhoidalleiden

Als Hämorrhoiden bezeichnet man ein stark durchblutetes Gefäßpolster, das ringförmig um den Ausgang des Enddarms liegt. Zusammen mit dem Schließmuskel sorgt es dafür, dass kein Stuhl unwillentlich entweicht. Jede und jeder hat also Hämorrhoiden. Ein Hämorrhoidalleiden (umgangssprachlich Hämorrhoiden) besteht, wenn sich Bereiche des Gefäßpolsters vergrößern und womöglich nach außen vortreten. Ursachen können zu starkes Pressen beim Stuhlgang (Verstopfung), Bindegewebsschwäche oder eine Fehlfunktion des Schließmuskels sein.

Etwa 80 Prozent der Erwachsenen sollen – wissentlich oder unwissentlich, also ohne spürbare Beschwerden – betroffen sein. Zu den Symptomen gehören Juckreiz, Schmerzen und Brennen beim Stuhlgang, Nässen und das Gefühl, dass sich der Darm nicht vollständig entleert hat. Die Symptome können wieder nachlassen, auch vergrößerte Hämorrhoiden können sich zum Beispiel nach einer Schwangerschaft oder durch eine Lebensstiländerung wieder zurückbilden.

Yoni Steaming bei Hämorrhoidalleiden

In der Volksmedizin werden Kamillendampfsitzbäder bei schmerzenden Hämorrhoiden mit tastbaren Knötchen bis heute als Hausmittel angewendet. Der Dampf kann unterstützend zur Reinigung beitragen, ohne dass eine Berührung an den schmerzhaften Stellen notwendig wäre, und fungiert gleichzeitig als Transportmittel für die Pflanzenwirkstoffe der Kamille, die für ihre wundheilende, reizmildernde, schmerzlindernde, entzündungshemmende und antimikrobielle Wirkung bekannt ist.

Aber Achtung: Die gefäßerweiternde Wirkung des warmen Dampfes kann die Symptome im individuellen Fall auch verschlimmern. Deshalb solltest du bei erweiterten Hämorrhoiden mit nicht ganz so heißem Wasser und nur für maximal zehn Minuten steamen. Anschließend ist es wichtig, die betroffene Stelle kalt abzuduschen, damit sich die Gefäße wieder zusammenziehen.

Steaming mit Heilpflanzen

› Blüten der Echten Kamille, Lavendelblüten, Schafgarbenblüten oder -kraut

Steaming mit ätherischen Ölen insgesamt max. 3 – 5 Tropfen, (Dosierung, s. S. 114 ff)

› Immortelle, Kamille blau, Kamille römisch, Lavendel, Myrte oder Schafgarbe
› Stadelmann-Aromamischung Sitzbad

Wechseljahresbeschwerden

Die Wechseljahre (Klimakterium) sind ein großer hormoneller Umbauprozesse im Körper, der meist mehrere Jahre dauert. Bei den meisten Frauen beginnt der Körper etwa ab Mitte 40, weniger Östrogen zu produzieren. Manche Frauen bemerken die Veränderungen in dieser Phase (Prämenopause) kaum, andere spüren deutliche körperliche oder psychische Symptome. Das wohl deutlichste Zeichen für die Wechseljahre sind Zyklusschwankungen und auch die Blutung selbst kann sich verändern – mal stärker, mal schwächer, mal lang, mal kurz.

Die letzte Blutung (Menopause) schließlich markiert das Ende der biologischen Fruchtbarkeit. Viele Frauen empfinden bei diesem Gedanken Trauer oder bekommen leichte Depressionen. Für manche gilt es, Abschied zu nehmen von den Kindern, die nicht geboren wurden oder frühzeitig gestorben sind. Für manche Frauen beginnt eine Zeit der Weisheit, für andere die Einsamkeit, wieder andere finden die Unfruchtbarkeit als eine einzigartige Befreiung für ihr Sexualleben – endlich ist Verhütung kein Thema mehr.

In den folgenden ein bis zwei Jahren (Postmenopause) stellt sich ein neues hormonelles Gleichgewicht ein. Bei manchen Frauen lassen die Beschwerden nun nach, bei anderen fangen sie in dieser Zeit erst an.

Die meisten Frauen haben in den Wechseljahren keine oder nur leichte Beschwerden, mit denen sie gut klar kommen. Aber etwa ein Drittel leidet unter verschiedenen Symptomen und empfindet die Zeit als belastend. Die wohl bekanntesten Symptome sind Hitzewallungen und Schweißausbrüche. Zusammen mit den Zyklusschwankungen können auch Schmierblutungen oder PMS-

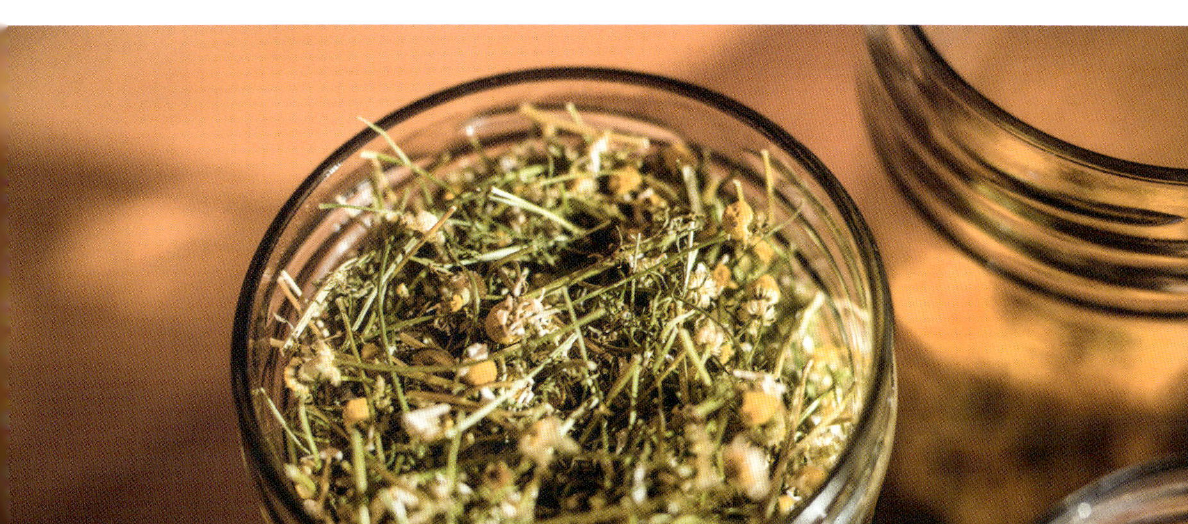

Symptome auftreten. Die Schleimhäute werden dünner und produzieren nicht mehr so viel Feuchtigkeit. Blasenentzündungen und Schmerzen beim Sex können die Folge sein. Häufig berichten Frauen auch von Stimmungsschwankungen, Reizbarkeit und nachlassender Libido. Schlafstörungen, oft befeuert durch nächtliche Schweißausbrüche, können zusätzlich müde und antriebslos machen.

Yoni Steaming in den Wechseljahren

In den Wechseljahren kannst du dich auf vielfältige Weise mit Yoni Steaming unterstützen – je nachdem, was du gerade brauchst. Falls du unter Scheidentrockenheit leidest, wirst du Yoni Steaming für seine feuchtigkeitsspendende Wirkung schätzen. Oft ist mit den trockenen Schleimhäuten eine Anfälligkeit für Infektionen verbunden. Auch die kannst du mit warmem Dampf adressieren: In den Kapiteln über vaginale Infektionen (siehe Seite 73) und Blasenentzündungen (siehe Seite 76) findest du passende Aufgussmittel und weitere Infos.

Falls du unruhig schläfst oder Probleme mit dem Einschlafen hast, kannst du abends oder nachts mit beruhigenden Pflanzen steamen (siehe Seite 64). Wenn deine Libido nachlässt und dich das belastet, kann es sein, dass der warme Dampf Empfindsamkeit und Lust wieder weckt (siehe Seite 87).

In der Prämenopause, wenn die Menstruationsblutung unregelmäßiger kommt und immer öfter ausbleibt, kann es sein, dass es dir geht wie Sandra: „Ich spüre alle Anzeichen der zweiten Zyklusphase, die bei mir oft mit PMS verbunden war: Reizbarkeit, Abgeschlagenheit, Dünnhäutigkeit, Kopfschmerzen. Früher hat mich die Blutung davon erlöst, aber jetzt kommt sie einfach nicht. Der Zustand hält an. Das empfinde ich als sehr herausfordernd." Yoni Steaming kann dich in so einer Situation als Ritual begleiten. Dabei kannst du der Qualität der Zyklusphase des „inneren Herbstes" und damit auch deinem „Lebensherbst" bewusst nachspüren, den aufkommenden Gefühlen Raum geben, sie willkommen heißen und dich gut um dich kümmern (siehe Seite 56).

In der Postmenopause – wenn der Körper die zyklischen Abläufe endgültig eingestellt hat – kannst du dich beim Steaming an den Zyklen der Natur orientieren und zum Beispiel immer bei zunehmendem Mond (entspricht der Qualität der ersten Zyklusphase), bei Vollmond (entspricht der Qualität der Eisprungphase), bei abnehmendem Mond (entspricht der prämenstruellen Zyklusphase) oder immer bei Neumond (entspricht der Qualität der Menstruationsphase) steamen (siehe Seite 53). Das kann das Bedürfnis stillen, auch ohne Menstruationszyklus weiter an das Zyklische angebunden zu bleiben.

Steaming mit Heilkräutern

- Anissamen, Fenchelsamen, Damianablätter, Lavendelblüten, Ringelblumenblüten, Rosenblüten, Salbeiblätter, Schafgarbenblüten oder -kraut oder Taubnesselblüten oder -kraut

Steaming mit ätherischen Ölen insgesamt max. 3 – 5 Tropfen, (Dosierung, s. S. 114 ff)

- Anis, Fenchel, Jasmin, Muskatellersalbei, Neroli, Rose, Rosengeranie, Salbei, Sandelholz oder Schafgarbe
- Stadelmann-Aromamischung Verwöhnbad

Persönliche Erfahrungen

Ursula: „Ich bin 59 und wollte durchs Steaming unter anderem die Feuchtigkeit in der Vagina unterstützen. Durch die Wärme werde ich weiter und weicher und es fließt dann auch wieder mehr. Das gibt mir mehr Sicherheit, auch in der Sexualität."

Maria: „Den Dampf empfinde ich als so sanft wie nichts anderes. Er steigt in der Vagina auf bis zum Gebärmutterhals und ich habe sogar das Gefühl bis in die Gebärmutter hinein. Die Wärme entspannt das Gewebe so schön. Dadurch habe ich das Gefühl, dass die Feuchtigkeit, die eigentlich natürlich ist, wieder von innen her fließen kann."

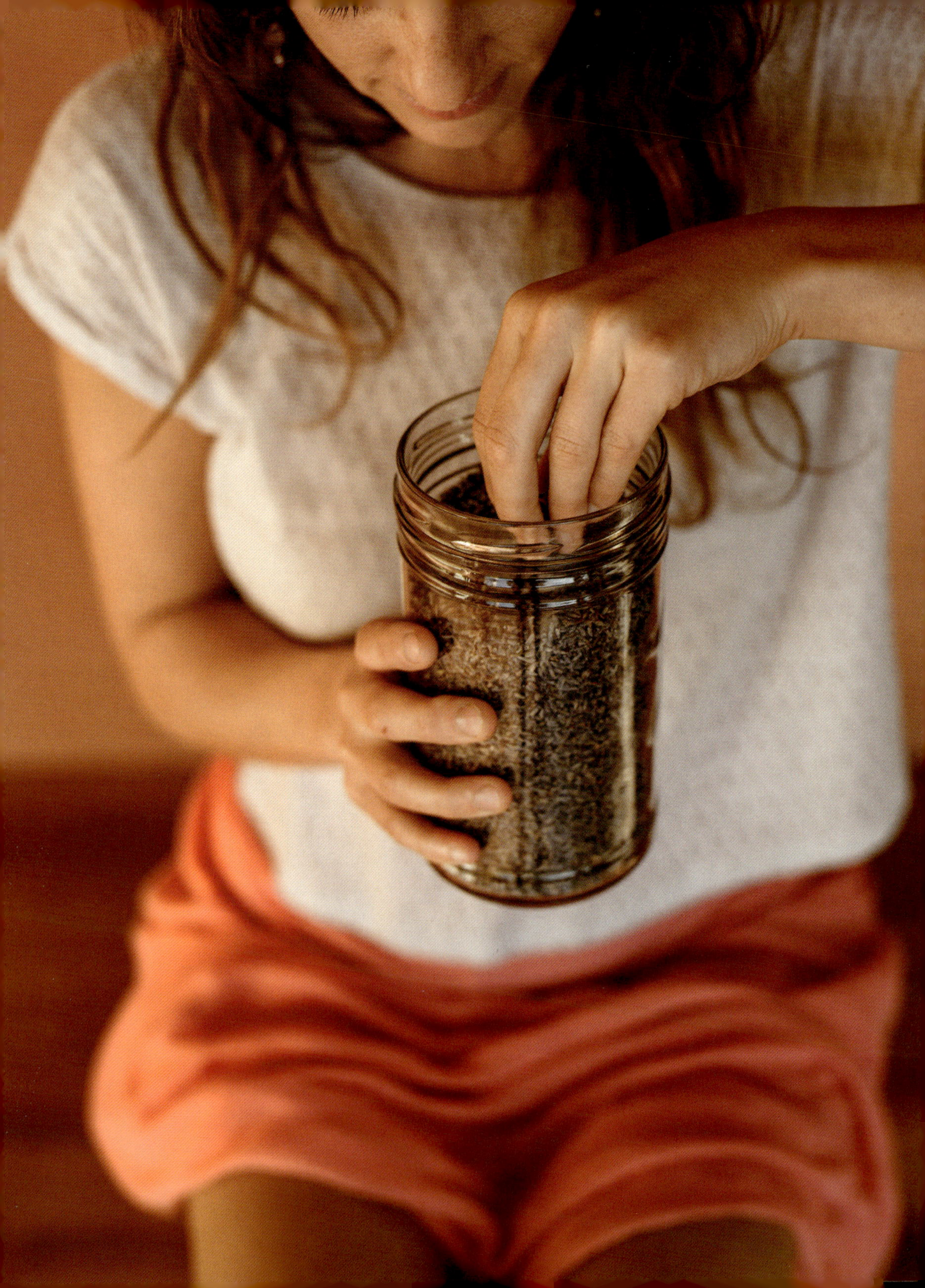

Sexualität

Yoni Steaming kann beim Entdecken, Entfalten, Neu-Entdecken und Differenzieren der eigenen Sexualität ein Leben lang begleiten und auf unterschiedlichen Ebenen unterstützen. Durch die sanfte Berührung des Dampfes kann es sein, dass wir unsere Geschlechts- und Lustorgane mal ganz anders oder auch sehr viel differenzierter als sonst spüren. Das kann immer wieder ein Ausgangspunkt sein, um die eigene Lust neu zu entdecken und zu erforschen. Vor intimen Begegnungen mit anderen unterstützt Yoni Steaming, die Lust anzuregen, Körper und Geist zu entspannen, sich langsam auf das Kommende einzustellen und Klarheit darüber zu gewinnen, was wir brauchen und wollen. Nach sexuellen Begegnungen kann Yoni Steaming als körperliches und energetisches Reinigungsritual eingesetzt werden.

Spüren

Yoni Steaming kann zum Ritual werden, bei dem wir unseren Schoßraum bewusst wahrnehmen und spüren. Das klingt vielleicht banal, ist aber eine große Sache. Vor allem wenn wir diesem Bereich unseres Körpers lange, vielleicht die längste Zeit des Lebens, wenig Aufmerksamkeit geschenkt haben, kann es sein, dass wir nicht viel davon spüren – Tausende von Nervenendigungen hin oder her. Und selbst wenn wir uns auf den Weg machen, tut sich möglicherweise erst einmal nur wenig. Dafür gibt es eine physiologische Erklärung: Beschäftigt uns etwas nicht oder kaum, gibt es dazu im Gehirn auch keine oder wenige Verbindungen zwischen den Nervenzellen (Synapsen). Je mehr Raum wir einem Thema aber geben, je regelmäßiger wir uns damit befassen und je wichtiger es uns wird, desto stabiler werden die dazugehörigen Pfade im Gehirn angelegt – die Neurophysiologie nennt diesen Vorgang „Bahnung“. Doch das braucht Zeit und Geduld.

Das veranschaulicht eine Übung aus dem körperorientierten Sexualcoaching für Frauen: Die Aufgabe ist es, die eigene Vulva 30 Tage lang am Stück jeweils einige Minuten einzucremen und sich dabei im Spiegel anzusehen. Die

Hand-Augen-Übung soll helfen, die entsprechende Bahnung im Gehirn anzuregen und zu festigen – und den Teilnehmerinnen ihre Vulva auf diese Weise überhaupt ins Bewusstsein zu rufen. Damit kommt in der Regel auch ein Mehr an Spüren.

Von einer ganz ähnlichen Entwicklung berichten Frauen, die regelmäßig steamen: Nach und nach spüren sie sich intensiver, deutlicher und differenzierter. Wenn man sie bittet, die Empfindung zu beschreiben, wenn sich beim Yoni Steaming der Dampf in ihrem Intimbereich ausbreitet, kommt immer wieder der Vergleich mit einer sanften Berührung, die sie einfach empfangen und genießen dürfen. Eine Frau beschrieb es sogar wie einen zärtlichen Kuss. Weder du selbst noch jemand anders muss dafür aktiv werden: Es gibt keine andere involvierte Person mit eigenen Wünschen und Bedürfnissen, kein Ziel, kein Skript, kein Drehbuch. Eine nichtsexualisierte Berührung im Intimbereich, die uns Wohlgefühl schenkt – für manche Frauen ist das eine völlig neue Erfahrung. Es ist wie „Wellness für den Intimbereich“: Das Gefühl hinterher ist tatsächlich ein wenig mit dem Wohlgefühl nach einem Tag in der Sauna oder im Wellnesshotel vergleichbar – nur dass es im Beckenraum verortet ist, und sich von dort aus im ganzen Körper ausbreiten kann.

Eine Empfehlung von Keli Garza lautet, regelmäßig einmal pro Woche zu steamen. So wird Yoni Steaming zu einer Selbstfürsorgepraxis, vergleichbar mit der wöchentlichen Yogastunde oder dem regelmäßigen Saunabesuch.

Entdecken

Sich selbst gut zu spüren und zu kennen, ist die beste Basis, um Neues zu entdecken. Denn egal wie alt wir sind, egal wie erfahren oder unerfahren, ob wir Singles sind, liiert, getrennt oder geschieden, ob wir zufrieden mit unserem Liebesleben sind oder nicht: In Bezug auf unsere Sexualität sind wir nie „fertig“. Sie verändert sich im Lauf des Lebens, genauso wie wir uns selbst und der Körper sich verändern – das hält immer wieder neue Erfahrungen bereit.

Durch den warmen Dampf weiten sich die Gefäße und mehr Blut strömt vom Körperinneren in die Vulva und Vagina. Dass die Vulvalippen dadurch voluminöser werden, kannst du dir hinterher mit dem Spiegel ansehen. Oder es fühlen, zum Beispiel wenn du die Vulva in der Ruhephase nach dem Steaming mit etwas Mandel- oder Kokosöl, einem Aromabalsam oder Massageöl einölst. Die vom Dampf geöffneten Hautporen nehmen die Inhaltsstoffe der Öle besonders gut auf. Die Haut der Vulva fühlt sich dadurch wunderbar weich und geschmeidig an. Das darfst du einfach beobachten und genießen.

Beim Einölen der Vulva können die Bewegungen intuitiv sein oder aber gerichtet: Die Selbstberührung kann zum Beispiel rund um Klitoriskapuze und -perle beginnen und über die äußeren Vulvalippen bis zum Damm reichen. Je aufmerksamer du dabei bist, desto besser: Wie fühlt sich die Berührung an dieser oder jener Stelle an? Welche Berührungen und Bewegungen sind angenehm? Welche nicht? Welche bereiten vielleicht sogar Lust? Welche nicht? Und wie verändert sich der Körper, wenn du an den lustvollen Stellen verweilst?

Wenn du magst, kannst du von den äußeren und inneren Vulvalippen weiter nach innen gehen und auf ähnliche Weise die Vagina und den Muttermund erforschen.

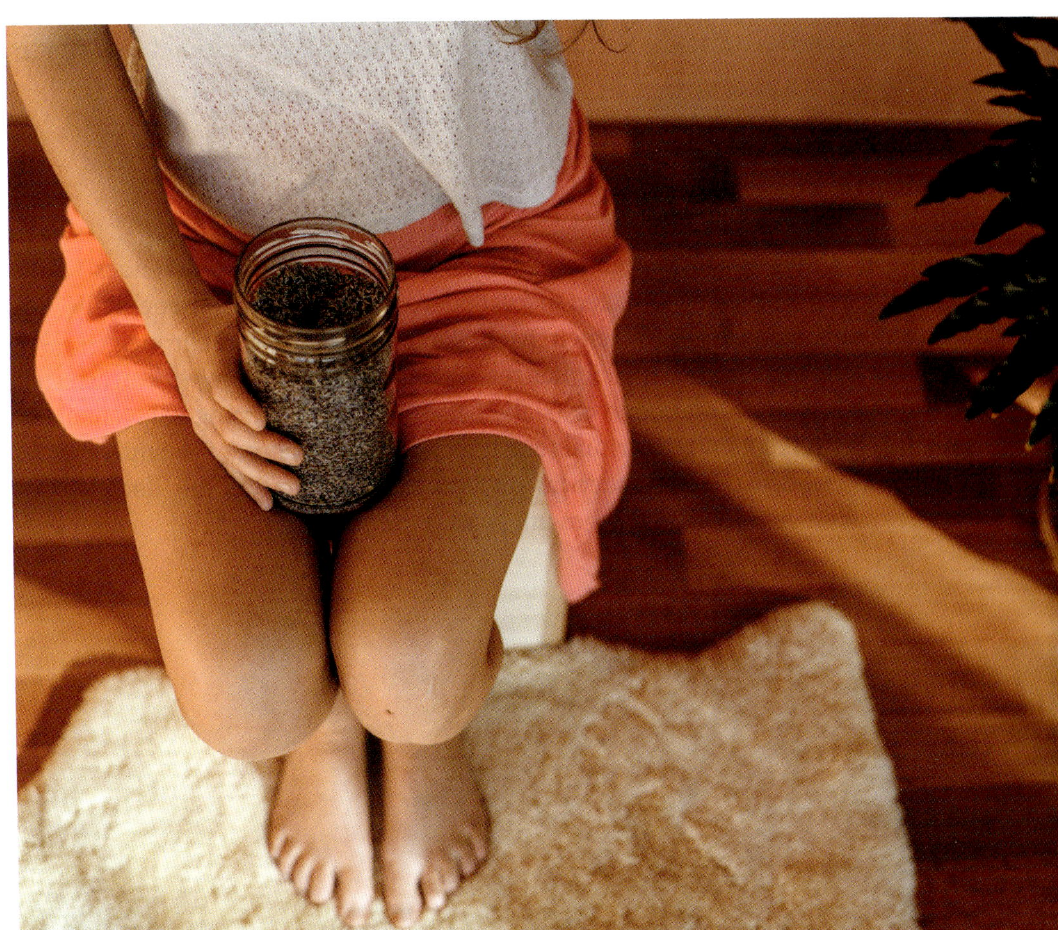

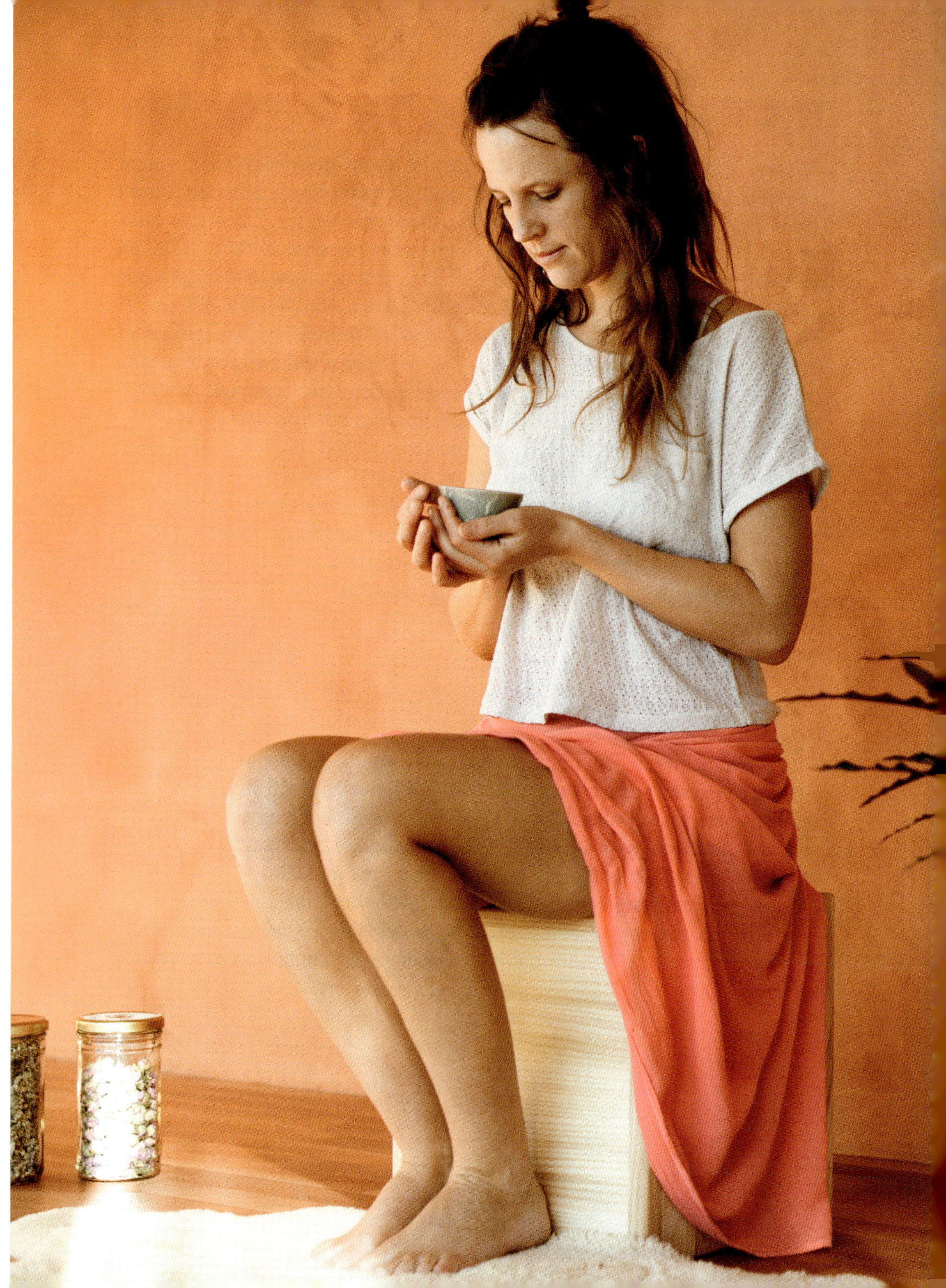

Kinderwunsch und Fehlgeburt

Immer mehr Frauen entdecken Yoni Steaming als sanfte Naturmedizin und wohltuendes Ritual in der Kinderwunschzeit, manche empfinden die Anwendung sogar als das Puzzleteil, das ihnen noch gefehlt hat, um schwanger zu werden. Auch nach einer Fehlgeburt kann Yoni Steaming heilsam für Körper und Seele sein.

Kinderwunsch

Für manche Frauen ist die Kinderwunschphase eine Zeit der freudigen Erwartung und der herrlich prickelnden Unsicherheit, was die Zukunft bringen wird. Für andere ist das Thema von Sorgen und Ängsten überschattet, gerade wenn es mit dem Schwangerwerden nicht (sofort) klappt: Kann ich vielleicht gar nicht schwanger werden? Stimmt etwas nicht mit mir oder uns? Vielleicht sind es auch die Lebensumstände: Ein Kinderwunsch ist zwar da, nicht aber der richtige Partner, die richtige Partnerin. Vielleicht krankt die Beziehung, vielleicht erschwert die gesundheitliche, berufliche oder finanzielle Situation eine Familiengründung. In so einer Lage kann jede Schwangere im Supermarkt, jeder Babybauch auf der Arbeit, jedes zur Schau gestellte Familienglück im Park zutiefst schmerzen.

Bei gut der Hälfte der Frauen mit Kinderwunsch stellt sich innerhalb der ersten sechs Monate eine Schwangerschaft ein, bei den anderen dauert es länger. Wie schnell es im einzelnen Fall klappt, ist unmöglich vorauszusagen. Denn selbst wenn Frauen am fruchtbarsten Tag ihres Zyklus Sex haben, wird nur etwa jede vierte spontan im laufenden Zyklus schwanger. Es ist also völlig normal, wenn ein Kind bisweilen etwas auf sich warten lässt.

Bleibt der Kinderwunsch länger als ein Jahr unerfüllt – und das trotz gesunder Lebensführung und ungeschütztem Verkehr an den fruchtbaren Tagen –

macht eine Untersuchung und Beratung bei einer Frauenärztin Sinn. Sie kann die Ursachen eines unerfüllten Kinderwunsches in der Regel feststellen und oft auch therapieren.

Ob als Ritual, zur Selbstbehandlung oder begleitend zu einer Kinderwunschtherapie, der warme Kräuterdampf bei Yoni Steaming kann dich auf ganz unterschiedlichen Ebenen unterstützen – je nachdem, welche Themen du mitbringst. Um in der Ruhe und guter Hoffnung zu bleiben, kannst du Pflanzen mit beruhigender und stimmungsaufhellender Wirkung auswählen (siehe Seite 62).

Steaming mit Heilkräutern

- Anissamen, Fenchelsamen, Damianablätter, Blüten der Echten Kamille, Lavendelblüten, Rosenblüten oder Schafgarbenblüten oder -kraut

Steaming mit ätherischen Ölen insgesamt max. 3 – 5 Tropfen, (Dosierung, s. S. 114 ff)

- Anis, Bergamotte, Fenchel, Jasmin, Kamille blau, Kamille römisch, Muskatellersalbei, Neroli, Orange, Rose, Rosengeranie, Sandelholz oder Schafgarbe
- Stadelmann-Aromamischung Entspannungsbad, Verwöhnbad oder Familienbad

Die Gebärmutter kennen- und lieben lernen

In der Traditionellen Chinesischen Medizin wird die Gebärmutter als „Palast des Kindes“ bezeichnet. Wenn wir die Gebärmutter als Palast bezeichnen und visualisieren, wird uns spürbar, wie wichtig und wertvoll dieser Ort eigentlich ist. Ein Palast wird gehegt und gepflegt und mit großem Aufwand hergerichtet, vor allem wenn ein besonderer Gast erwartet wird. Wie aber hegt und pflegt man seine Gebärmutter? Oft liegt dieses Organ für uns selbst im Verborgenen, wir wissen wenig darüber und nehmen es nicht oder nur dann wahr, wenn es Probleme gibt. Zu unterstützenden Mitteln und Ritualen für die Gebärmutter haben die wenigsten Zugang. Yoni Steaming kann wie eine Tür in diesen unbekannten Raum sein, auch ohne spirituellen Überbau. Der Wärmereiz beim Steaming fördert die Durchblutung aller Beckenorgane – auch der Gebärmutter. Mit einer besseren Durchblutung geht ein erhöhter Stoffwechsel einher. Sauerstoff und Nährstoffe werden vermehrt aufgenommen, Abfallstoffe abtransportiert. Es kann ein wunderbares Gefühl sein, auf diese Art etwas für die Gebärmutter zu tun.

Empfindsamkeit und Lust wecken

Für manche Paare, die sich ein gemeinsames Kind wünschen, ist der Sex jetzt ganz besonders. Sie erleben ihn bewusster, wissen vielleicht sogar um das Fenster der gemeinsamen Fruchtbarkeit und zelebrieren ihre Begegnungen anders als bisher. Yoni Steaming kann als besonderes Ritual ein Teil dieser Begegnungen sein (siehe Seite 87). Für Paare mit Kinderwunsch ist es eine schöne Vorstellung, dass der Dampf den Spermien gewissermaßen den Weg ebnet: Er steigt dorthin auf, wo später auch die Spermien aufsteigen werden. Er macht den weiblichen Schoß weich und weit und empfangsbereit. Er öffnet den Raum, in dem das Wunder geschehen kann.

Bei Paaren, die schon lange vergeblich versuchen, schwanger zu werden, kann es sein, dass das Spontane, Leichte und Lustvolle beim Sex verloren gegangen ist. Vor einer intimen Begegnung kann ein gemeinsames Steaming-Ritual helfen, all das wieder einzuladen.

Trauern

Ein über viele Monate oder gar Jahre unerfüllter Kinderwunsch kann das ganze Leben beeinträchtigen und tief traurig machen. In unserer Gesellschaft ist es jedoch nicht üblich, das volle Ausmaß unserer Trauer zuzulassen, noch weniger üblich ist es, unsere Trauer nach außen zu tragen. Wir funktionieren weiter und halten das leidvolle Gefühl, vielleicht auch zum Selbstschutz, unterm Deckel. Doch das macht für manche Frauen die Sache oft noch schlimmer. Andere wiederum benötigen den Rückzug und suchen bewusst nach innerer Einkehr.

Regelmäßiges Yoni Steaming kann in einer belastenden Kinderwunschzeit ein Raum fürs bewusste Trauern sein. Frauen, die zum ersten Mal steamen, stellen oft überrascht fest, dass durch den warmen Dampf nicht nur etwas in ihrem Schoßraum zum Fließen kommt, sondern auch ihre Tränen. Endlich können sie weinen! Wenn sie es zulassen, fangen manche sogar an zu schluchzen, zu wimmern oder zu schreien, vielleicht zittern sie dabei am ganzen Körper. Das kann beängstigend, aber auch sehr befreiend, bewegend und heilsam sein.

Ein besonders trauriger Punkt im Zyklus ist für Frauen mit Kinderwunsch in der Regel das Einsetzen der Blutung: Alle Hoffnungen auf eine Schwangerschaft im aktuellen Zyklus sind wie ein Luftballon geplatzt. Während der Blutung solltest du nicht steamen, aber am Ende der Periode, wenn kein helles rotes Blut mehr kommt, kann Yoni Steaming helfen, der Trauer noch mal bewusst Raum zu geben, dich auf den kommenden Zyklus zu besinnen und neue Kraft und Vertrauen einzuladen.

Eine neue Seele einladen

Bei einem besonderen Steaming-Ritual oder sogar einer Zeremonie kannst du ganz bewusst eine neue Seele einladen und sie in deiner „inneren Mutter" willkommen heißen. Besonders schön ist dieses Ritual gemeinsam mit dem Partner oder der Partnerin, aber auch in Gemeinschaft mit anderen Frauen. Das können deine engsten Freundinnen sein, aber auch eine Therapeutin oder Heilpraktikerin, die dich achtsam begleitet. Ein guter Ausgangspunkt für die Vorbereitung des Rituals oder der Zeremonie ist die Frage: Was würde dem kleinen, freudig erwarteten Gast wohl besonders gefallen? Ein paar Ideen:

› Kinder mögen Geborgenheit. Wähle für das Ritual deshalb einen Ort, an dem du dich so richtig wohlfühlst und sich auch alle anderen Beteiligten wohlfühlen können. Ein „Safe Space" kann auch unabhängig von den Räumlichkeiten unter Menschen entstehen. Wenn wir uns im Kontakt mit ihnen öffnen und uns ehrlich begegnen, kann uns das tief verbinden und uns geborgen fühlen lassen. Ein schöner Anfang für die Zeremonie kann es sein, gemeinsam still zu werden und mit dem Kinderwunsch verbundene Ängste bewusst gehen zu lassen und Vertrauen einzuladen.

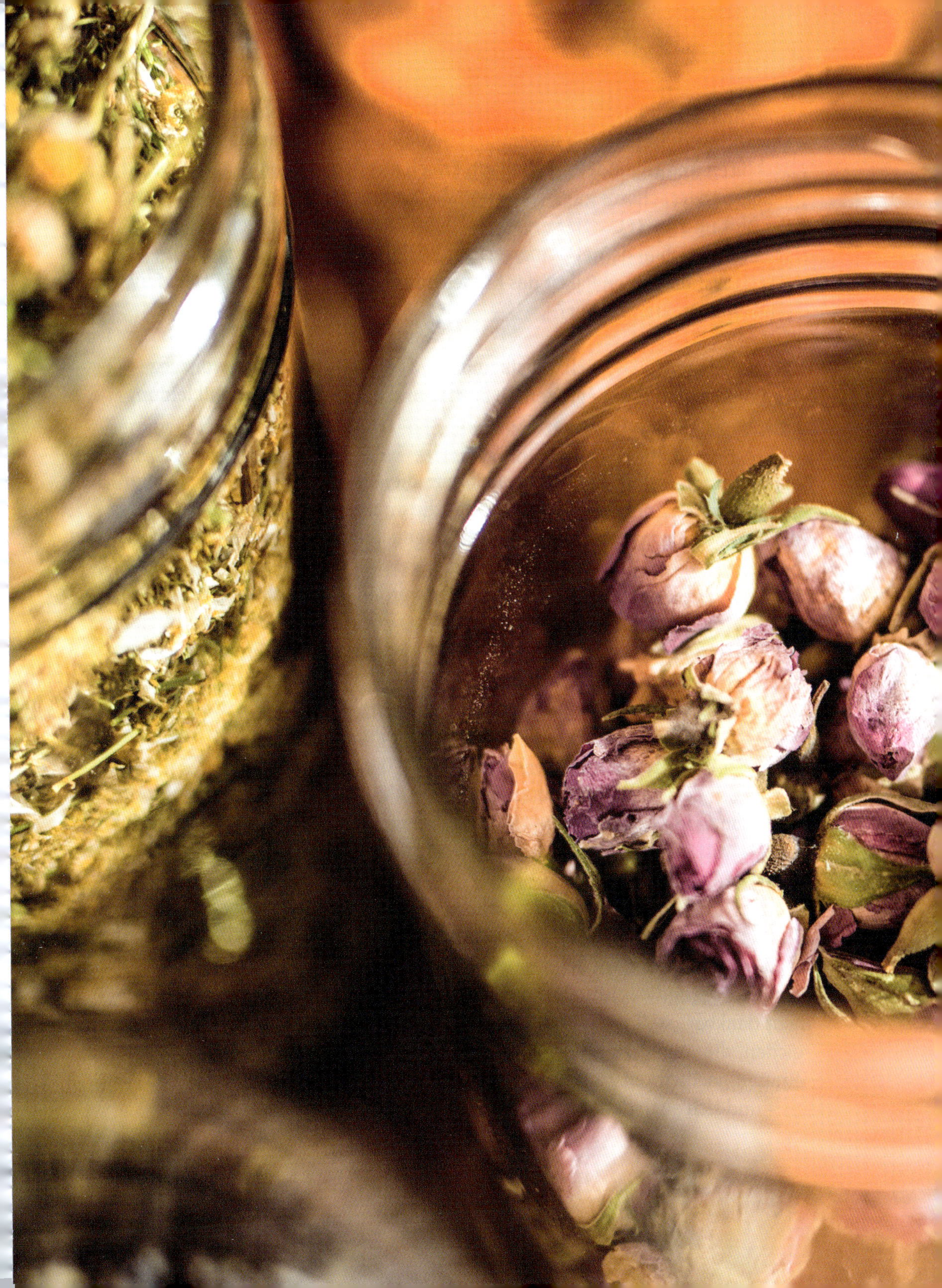

Persönliche Erfahrung

Maria: „Ich hatte einen ganz schlechten Nachmittag und Abend und habe mich so einsam gefühlt. Ich entschied mich zu steamen, mit Kerzen und Musik. Währenddessen habe ich total den Heulkrampf bekommen. Das tat gut, auch wenn es schmerzhaft war. Ich bin mehr bei mir angekommen, hab gesungen währenddessen, mich daran erinnert, was mir guttut, die Seele klingen lassen. Ich spüre tiefe Liebe zu dem Kind, das ich loslassen muss. Ja, das war echt eine schöne Erfahrung und obendrein so ein leckerer Geruch, der auch den Raum gereinigt hat. Im Lauf der Zeit konnte ich wieder meine Kraft spüren und es war so wohlig. Dann lag ich im Bett und war viel beseelter und mit mir verbunden. Der innere Sturm hat sich beruhigt."

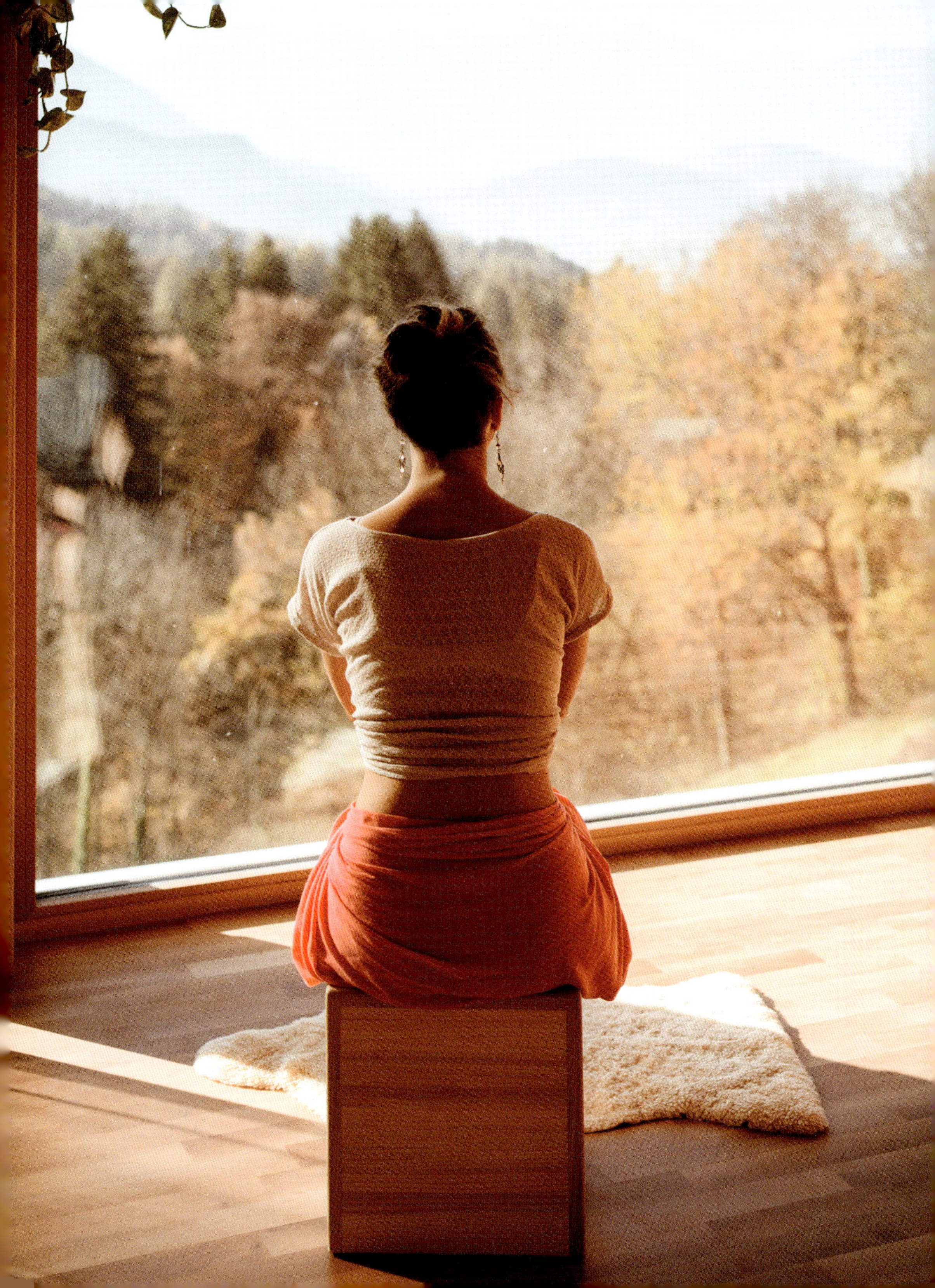

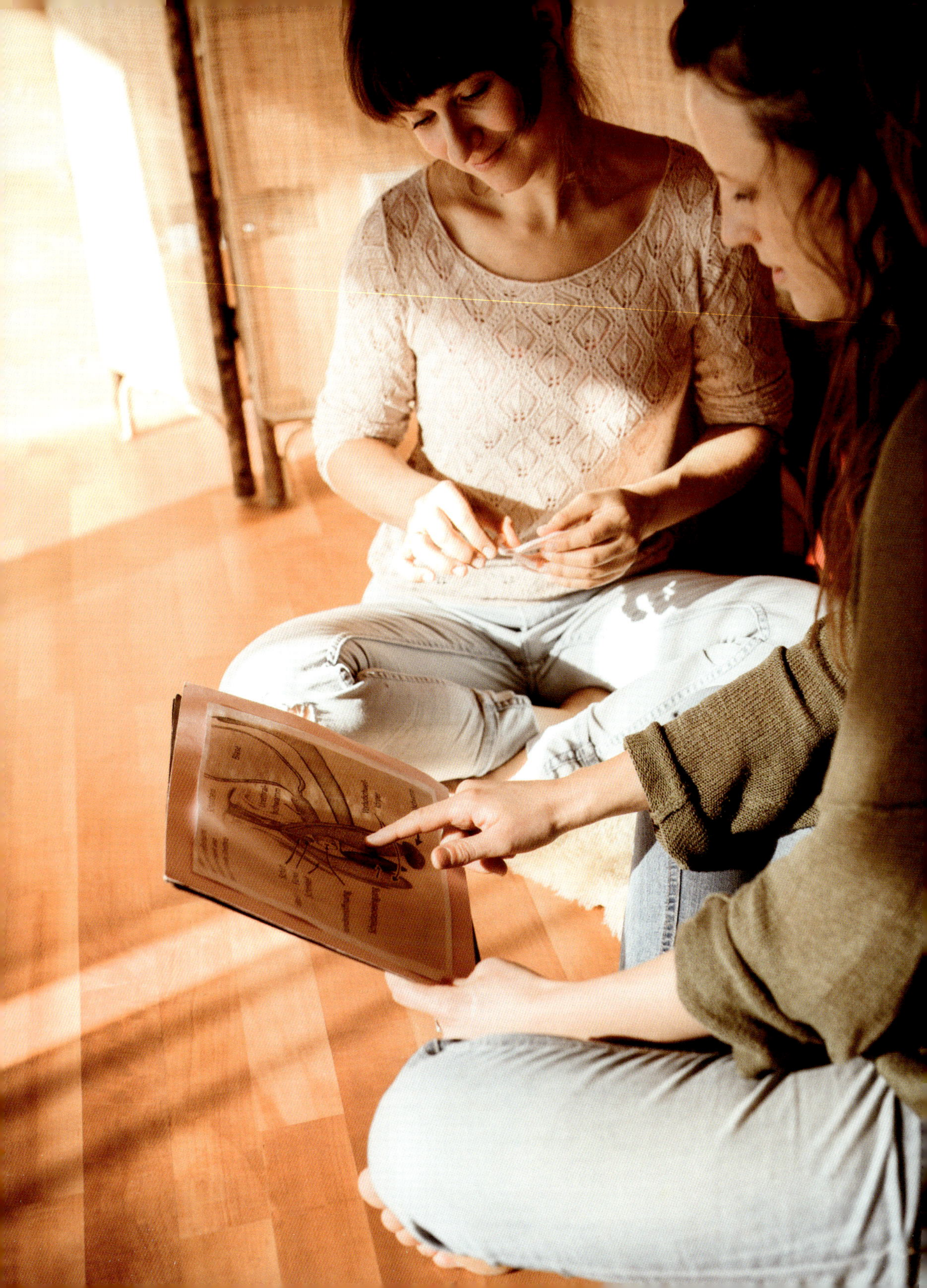

Schwangerschaft, Geburt und Wochenbett

Spätestens im Geburtsvorbereitungskurs kommen viele Schwangere mit den wohltuenden „Heublumendampfsitzbädern" in Berührung. Aber auch andere Heilpflanzen bzw. deren ätherische Öle können dich in dieser Phase unterstützen und helfen, dein Gewebe auf die Geburt vorzubereiten. Bei uns weniger bekannt ist das Steamen im Spätwochenbett. Dabei kann der warme Kräuterdampf die Regeneration im Wochenbett auf sanfte Weise unterstützen.

Auf die Geburt vorbereiten

Als geburtsvorbereitende Methode ab Beginn der 38. Schwangerschaftswoche hilft Yoni Steaming, den Schoß der werdenden Mutter zu wärmen, zu entspannen und zu öffnen. Einmal pro Woche durchgeführt kann das die bevorstehende Geburt erleichtern, möglicherweise Geburtsverletzungen vorbeugen und dich dabei unterstützen, dich mental deinem Schossraum und der bevorstehenden Geburt zuzuwenden.

Du kannst deine geburtsvorbereitenden Dampfsitzbäder zu einem besonderen Selbstfürsorgeritual machen: an deinem Lieblingsort, mit Kerzen, Musik, Tee und allem, was dein Wohlgefühl steigern könnte. Gehe während des Dampfbads mit deiner Aufmerksamkeit bewusst ins Becken, verbinde dich mit deiner Gebärmutter und deinem Baby. Beobachte, was passiert, wenn sich Wärme, Duft und Entspannung in dir ausbreiten. Vielleicht bewegt sich dein Baby, vielleicht kommen Gefühle in deiner Brust hoch, die du so nicht erwartet hättest? Genieße diesen wertvollen Moment!

Wunderbar ans Steaming anschließen lässt sich eine geburtsvorbereitende Dammmassage. Die Poren der Haut und Schleimhäute nehmen die pflegenden Inhaltsstoffe des Öls jetzt besonders gut auf. Unter Umständen lässt sich der Damm jetzt sogar besser dehnen.

Persönliche Erfahrung

Annalena: „Ich habe kurz vor der Geburt gesteamt. Die Kleine fand es gut und hat sich fleißig bewegt. Danach habe ich noch eine Dammmassage angeschlossen, was ehrlich gesagt nicht zu meinen Lieblingsübungen zählt. Nach dem Steamen war ich so entspannt, dass die Dammmassage viel geschmeidiger ging als sonst. Nach diesem Wellnessprogramm war ich ganz schön platt und habe erst mal eine Runde geschlafen."

Steaming mit Heilkräutern

- Lavendelblüten, Rosenblüten oder Heublumen

Steaming mit ätherischen Ölen insgesamt max. 3 – 5 Tropfen, (Dosierung, s. S. 114 ff)

- Jasmin, Lavendel, Muskatellersalbei, Neroli, Rose oder Rosengeranie
- Stadelmann-Aromamischung Entspannungsbad, Verwöhnbad oder Familienbad

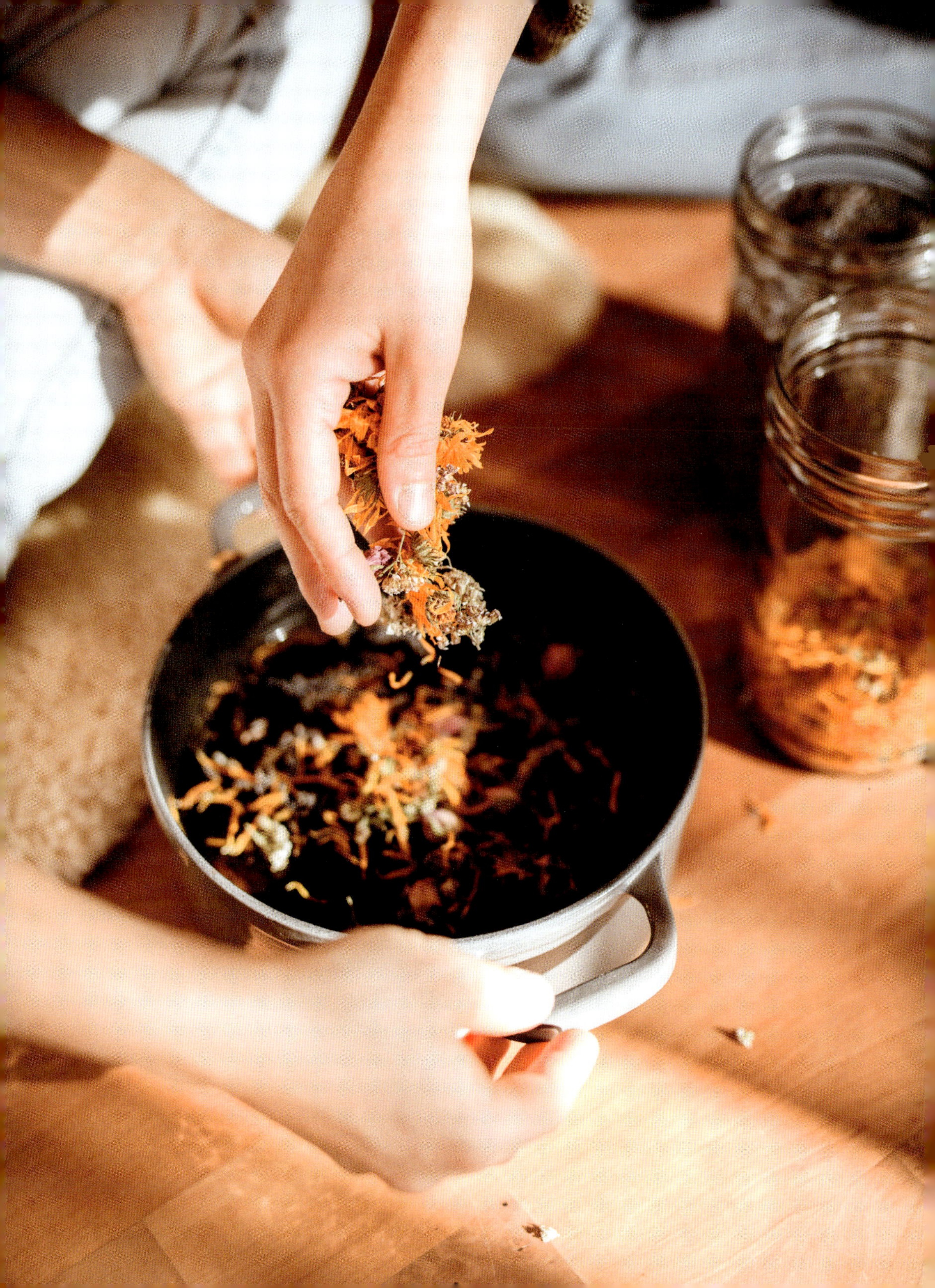

Die Geburt einladen

Ab dem errechneten Geburtstermin kann Yoni Steaming zum täglichen Ritual werden, um die Geburt bewusst einzuladen und eventuell auch anzuregen. Während du über dem Dampf sitzt, kannst du jetzt versuchen, für einen Moment alles Äußere loszulassen und deine Kräfte nach innen zu richten. Frage dich, vielleicht auch dein Baby: Was braucht es noch, damit die Geburt ihren Gang nehmen kann?

Während der Geburt unterstützen

In Tschechien gibt es mehrere Kreißsäle, in denen Yoni Steaming standardmäßig auch während der Geburt zum Einsatz kommt. Auch in Deutschland setzen erste Geburtshäuser die warmen Kräuterdämpfe im laufenden Geburtsprozess ein. Das kann zum Beispiel Sinn ergeben, wenn sich in der Eröffnungsphase der Muttermund nur langsam oder gar nicht öffnet. In den Wehenpausen entspannt der warme Dampf Muskeln und Gewebe. Er kann auch seelisch Entspannung bringen. Manchmal lösen sich dabei Ängste, die den Geburtsprozess behindern. Mut und Zuversicht können zurückkehren.

Wochenbett

Der Begriff „Wochenbett“ bezeichnet die Zeit nach der Geburt eines Kindes, in der sich die Frau von der Geburt erholen und in der neuen Rolle als (Mehrfach-)Mutter einfinden kann. Unterschiedliche Kulturen gestehen den Frauen für diesen Prozess unterschiedlich viel Zeit zu. Das hat mit den jeweiligen Traditionen, aber auch mit gesellschaftlichen Strukturen und Mutterschutzregelungen zu tun. In den USA zum Beispiel, wo es weder bezahlten Mutterschaftsurlaub noch Elternzeit oder -geld gibt, arbeiten die Frauen oft schon wieder, während andere noch das Bett hüten. In der traditionellen chinesischen

Mutterpflege dagegen dauert das Wochenbett rund 40 Tage und wird von zahlreichen Ritualen begleitet.

Bei uns gilt das Wochenbett nach acht Wochen als abgeschlossen. So lange dauert es in der Regel, bis die Hormone nach Schwangerschaft und Geburt wieder im Gleichgewicht sind und sich das neue Leben als Mutter eines oder mehrerer Kinder eingespielt hat.

Yoni Steaming im Wochenbett

In der westlichen Welt sind Dampfsitzbäder zwar als geburtsvorbereitendes Mittel bekannt, nicht aber im Wochenbett. Dabei scheinen warme Kräuterdämpfe speziell nach der Geburt global gesehen der häufigste traditionelle Anwendungsfall für Yoni Steaming zu sein. Auf der indonesischen Insel Sulawesi beispielsweise nutzen Hebammen und Mütter den Kräuterdampf, um die Regeneration im Wochenbett zu unterstützen. Oftmals bereitet die Hebamme das „Bakera" für die Wöchnerin vor, noch vor Sonnenaufgang, mit frischen Kräutern aus dem Garten oder vom Markt. Sie erhitzt zehn Liter Wasser in einem Eimer, wäscht die Pflanzen und gibt sie ins Wasser. Die Wöchnerin wird in eine Decke oder ein Tuch gewickelt. Anschließend wäscht sie sich mit kaltem Wasser, während die Hebamme das Baby im Kräutersud badet.

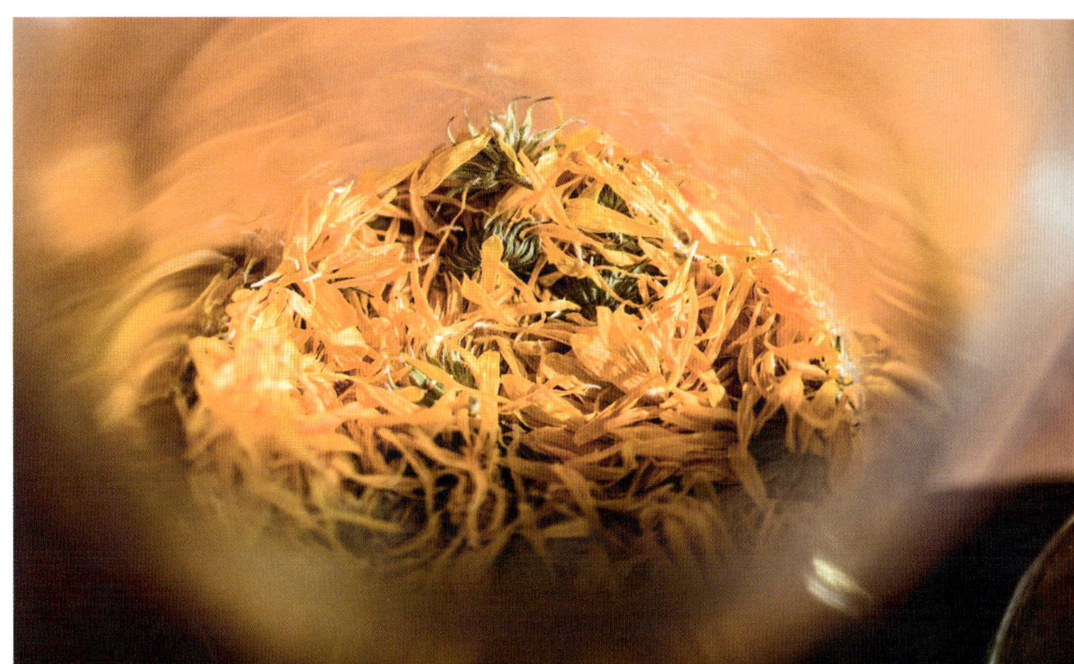

Der warme Dampf kann sich – darauf deutet die von Keli Garza initiierte Fourth Trimester Vaginal Steam Study (siehe Anhang) hin – unter anderem positiv auf Blutdruck und Puls, Wundheilung im Bereich der Vulvalippen und Nähte, Wochenfluss, Verdauung und Hämorrhoiden auswirken. Wichtig dabei ist: Erst Steamen, wenn kein helles rotes Blut mehr kommt. Denn der Dampf fördert die Durchblutung, was nachgeburtliche Blutungen in einem bedenklichen Maß verstärken könnte. Erst wenn der Wochenfluss langsam versiegt, kann Yoni Steaming auf verschiedenen Ebenen, körperlich und seelisch, unterstützen. Frag deine Wochenbett-Hebamme, wann bei dir der richtige Zeitpunkt der Rückbildung und gegebenenfalls der Wundheilung gekommen ist, um mit dem Steaming zu beginnen.

Reinigen, erfrischen und heilen

Die Intimpflege besitzt im Frühwochenbett für viele Frauen einen ganz besonderen Stellenwert. Die Hormonumstellung verändert den Körpergeruch und führt oftmals zu vermehrtem Schwitzen. Gleichzeitig hat der Wochenfluss seinen ganz typischen, nicht unbedingt angenehmen Geruch. Schon bald nach der Geburt kann es sein, dass die Wöchnerinnen sich selber nicht mehr riechen mögen und das Bedürfnis riesig wird, sich und besonders den Intimbereich gründlich zu waschen. In der Wöchnerinnenstation eines Klinikums im Allgäu erhält jede Wöchnerin von ihrer Hebamme eine Schnabelkanne und ein großes Glas der Stadelmann-Aromamischung „Sitzbad“, um nach jedem Toilettengang mit lauwarmem Wasser, in dem die heilsamen Kräuteressenzen gelöst sind, nachzuspülen. Das reinigt nicht nur, sondern hüllt die Frauen auch in einen herrlichen Duft. Nach einigen Tagen können Sitzbäder die Spülungen ergänzen.

Steaming mit Heilkräutern

› Lavendelblüten, Blüten der Echten Kamille, Ringelblumenblüten, Rosenblüten oder Schafgarbenblüten oder -kraut

Steaming mit ätherischen Ölen insgesamt max. 3 – 5 Tropfen, (Dosierung, s. S. 114 ff)

- Immortelle, Kamille blau, Lavendel, Manuka, Palmarosa, Rose, Rosengeranie oder Schafgarbe
- Stadelmann-Aromamischung Sitzbad

Persönliche Erfahrungen

Magdalena: „Auf unserer USA-Reise habe ich mitbekommen, dass die Frauen dort auch im Wochenbett steamen. Nach der Geburt meiner zweiten Tochter wollte ich das unbedingt auch ausprobieren. Die Geburt ist ohne Komplikationen verlaufen und auch im Wochenbett ging es mir gut. Nach zehn Tagen fühlte ich mich wieder ziemlich fit. An Tag zwölf setzte ich mich dann das erste Mal über den warmen Dampf. Das war eine Überraschung. Ich spürte nichts. Ich prüfte mit den Handflächen, ob der Dampf auch wirklich warm genug war. Das war er! Da wurde mir bewusst, dass meine ganze Vulva noch geschwollen und taub war und sich mein Körper – anders als ich glaubte – noch keineswegs von der Geburt erholt hat. Das hat mir zu denken gegeben und mich dazu gebracht, die Wochenbettruhe weiter ernst zu nehmen und meinem Heilungsprozess Zeit zu geben."

Julia: „Bei meiner ersten Geburt hatte ich einen Dammschnitt, der mir hinterher totale Probleme bereitet hat. Auch bei der zweiten Geburt wurde ich wieder geschnitten und genäht. Diesmal wollte ich direkt etwas tun und habe mich für Ringelblumen-Dampfbäder entschieden. Ich war erst unsicher, aber meine Hebamme versicherte mir: Was du dir selbst zutraust und nicht zu heiß ist, darfst du probieren. Der Körper zeigt nach einer Geburt sehr schnell an, ob etwas guttut oder nicht. Das Dampfen war super. Diesmal hat mir die Naht keine weiteren Probleme gemacht."

Aufgestautes zum Fließen bringen

Das Wochenbett kann eine große Herausforderung sein: Unsere Hormone fahren Achterbahn, nicht immer klappt das Stillen auf Anhieb, vielleicht begleiten uns Schmerzen, vielleicht gibt es traumatische Erlebnisse der Geburt zu verarbeiten. Vieles kann uns im Wochenbett unter Stress setzen, der sich körperlich in Anspannung, einem schmerzenden Rücken, manchmal sogar einem Milchstau zeigen kann. Manche Frauen machen die Erfahrung, dass Yoni Steaming bei ihnen sämtliche Schleusen öffnet. Nicht nur im Schoßraum. Manchmal beginnen auch heilsame Tränen und sogar die Milch zu fließen.

Sich neu entdecken und begegnen

Selbst wenn alle Geburtswunden geheilt sind, kann es für Paare durchaus schwierig sein, mit dem Sex genauso weiterzumachen wie vor der Geburt. In der Schwangerschaft sind manche Frauen besonders erregbar und haben häufig Lust auf Sex. Eine mögliche Erklärung dafür ist: In der Schwangerschaft produziert der Körper rund doppelt so viel Blut wie sonst. Ganz besonders die Organe im Becken werden besser durchblutet, Vagina und Vulva sind prall gefüllt und voluminös, das kann sie äußerst empfindsam machen.

Durch die intensive Dehnung während der Geburt fühlen sich Vagina und Vulva weit, schlaff und vielleicht sogar taub an. Eventuell sind sie von der Geburt beeinträchtigt und jede Berührung führt zu einem fremden Gefühl – davon berichten insbesondere Frauen mit Geburtsverletzungen, die genäht werden mussten. Möglicherweise bereitet Geschlechtsverkehr sogar Schmerzen. Und ganz abgesehen davon: Sich rund um die Uhr um das kleine Menschlein zu kümmern, kann so freudvoll und herausfordernd sein, dass für lustvolle Begegnungen mit sich selbst oder dem Partner/der Partnerin schlichtweg kein Raum mehr bleibt.

Das alles kann frustrieren. Es kann aber auch zum Anlass werden, sowohl den eigenen Körper und die eigene Sexualität als auch die gemeinsame Sexualität nach und nach neu zu entdecken. Yoni Steaming kann eine erste, sanfte Begegnung mit dem Schoßraum nach der Geburt sein und dich in dieser sensiblen Phase begleiten bei intimen Begegnungen mit dir selbst und mit anderen (siehe Seite 87).

Die Transformation zur Mutter nachvollziehen

Die Geburt eines Kindes ist ein Naturereignis. Für manche Frauen ist es das Schönste, das sie jemals erlebt haben. Für andere das Herausforderndste. Für viele beides zugleich. Das hinterlässt tiefe Spuren an Körper und Seele. Man sagt: Bei jeder Geburt wird nicht nur ein Kind, sondern auch eine Mutter geboren.

Du kannst Yoni Steaming zu einem besonderen Ritual machen, bei dem du diese große Transformation noch einmal bewusst nachvollziehst – das kann im Wochenbett sein, aber auch später. Es ist ganz und gar unglaublich, was ihr – dein Körper und du – geleistet habt! Du bist jetzt Mutter! Kein Wunder, dass du dich anders fühlst als zuvor! Kein Wunder, wenn deine Welt auf dem Kopf steht! Wie fühlst du dich heute? Und was brauchst du jetzt? Während sich beim Steaming Wärme und Entspannung in dir ausbreiten, kannst du diesen Fragen nachlauschen. Verwöhne deinen Körper mit kostbaren Blüten und heilsamen Kräutern. Dieses Ritual ist ein schöner Anlass, um ihn zu ehren, ihm für das vollbrachte Wunder zu danken.

Je nachdem, womit du dich wohler fühlst, gestaltest du das Ritual allein nur für dich oder holst dir jemanden dazu, der oder die dich unterstützt (Adressen siehe Anhang).

Persönliche Erfahrung

Annika: „Für mich war das Steaming-Ritual im Wochenbett unglaublich beglückend. Als Mutter habe ich in den letzten Wochen so viel gegeben, mein Körper hat so viel abgegeben: Erst das Kind bei der Geburt, das viele Blut, die Milch beim Stillen. Beim Steaming hatte ich das Gefühl, dass mein Körper endlich mal wieder etwas bekommt und in sich aufnimmt. Etwas sehr Schönes und Nährendes."

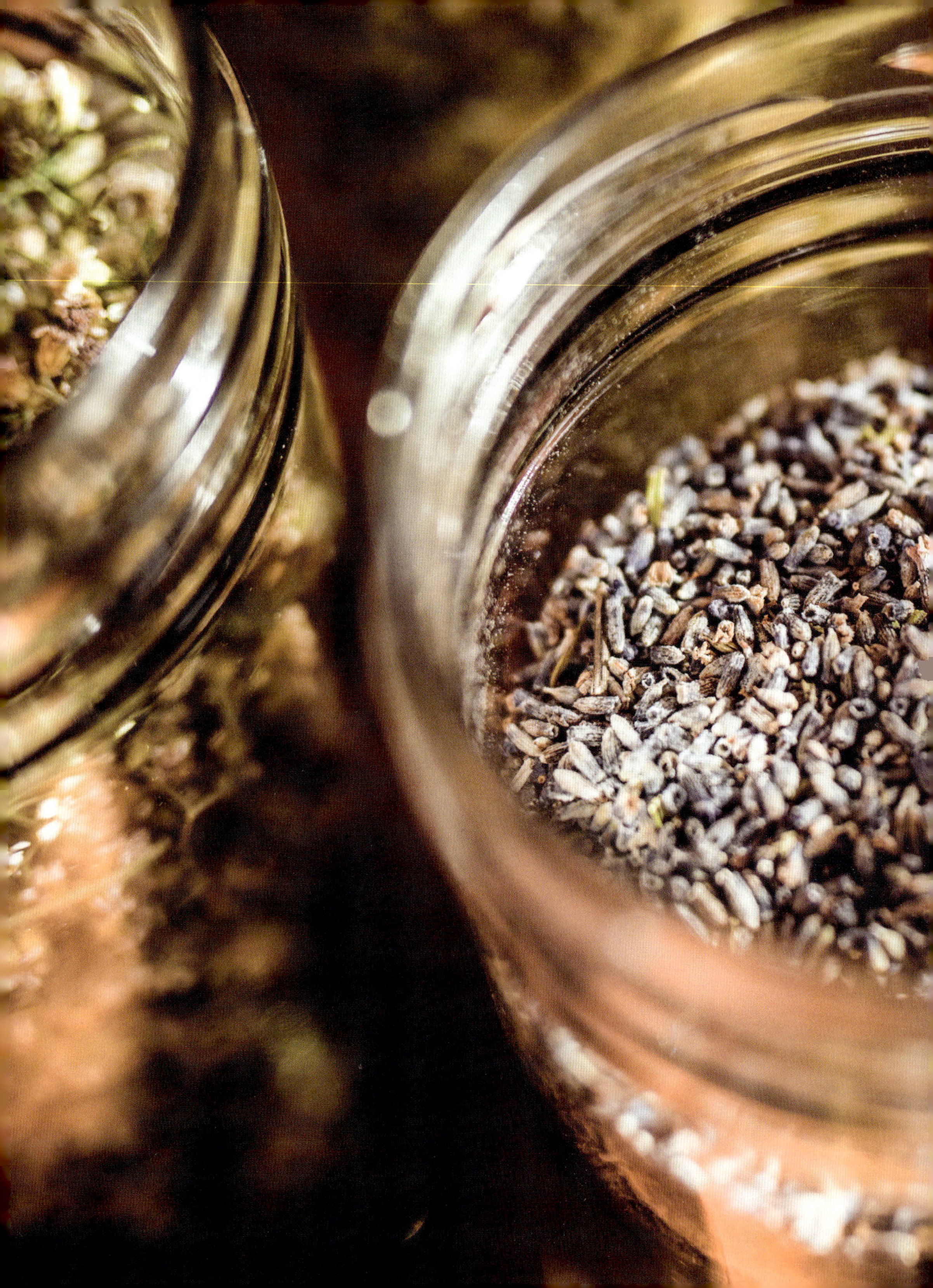

Porträts der Heilpflanzen und ätherischen Öle

Heilpflanzen und ätherische Öle können die Wirkung des Yoni Steaming effektiv unterstützen. Wähle die passende Pflanze sorgfältig aus, dann profitierst du am meisten von der Anwendung. In den folgenden Porträts erfährst du das Wichtigste über die in diesem Buch empfohlenen Heilpflanzen bzw. ätherischen Öle.

Aufbau der Porträts

Alle Porträts beginnen mit der gebräuchlichen deutschen Bezeichnung und dem botanischen Namen der Heilpflanze. Da für viele Pflanzen mehrere deutsche Bezeichnungen existieren, hilft dir der wissenschaftliche Artname, um sicherzugehen, dass du die richtige Pflanze wählst – und nicht etwa eine verwandte Art, die anders wirkt. Manchmal sind mehrere Artnamen genannt. In diesem Fall können alle genannten Arten verwendet werden. Ebenfalls angegeben sind weitere Bezeichnungen, die als Synonyme verwendet werden, und die botanische Familie, in die die Pflanze eingeordnet ist. Es folgen Angaben zu den Eigenschaften der Duft- und Heilpflanze bzw. ihres ätherischen Öls sowie die Anwendungsgebiete und weitere interessante Informationen.

Verwendete Pflanzenteile: Beschreibung der verwendeten Pflanzenteile.

Wissenschaftlich anerkannte Wirkung: Nach aktuellem Stand der Wissenschaft anerkannte oder plausibel erscheinende allgemeine und bekannte Anwendungsgebiete der Heilpflanze.

Traditionelle/volkstümliche Anwendung: Traditionell bzw. volkstümlich beschriebene Anwendungsgebiete, die aber nicht durch experimentelle klinische Daten belegt und teilweise kritisch zu bewerten sind.

Eigenschaften des ätherischen Öls: Nach aktuellem Stand der Wissenschaft anerkannte oder plausibel erscheinende Wirkung sowie Duftnote des ätherischen Öls.

Yoni-Steaming-Anwendungen: Anwendungen, die aufgrund der anerkannten Eigenschaften und/oder Wirkungen für Yoni-Steaming plausibel erscheinen.

Besondere Dosierung: Dosierungsangaben bei Pflanzen, für die nicht die übliche Dosierung gilt.

Vorsicht: Vorsichtsmaßnahmen, falls notwendig.

Interessantes und Nützliches: Weitere Informationen zur Auswahl und Anwendung.

Dosierung

Sofern in den Porträts nicht anders angegeben, gelten die folgenden Dosierungsempfehlungen:

- Heilpflanzen: 2 Esslöffel getrocknetes oder 4 Esslöffel frisches Kraut auf 1–2 Liter kochendes Wasser.
- Ätherische Öle: 3–5 Tropfen auf 1–2 Liter heißes, nicht mehr kochendes Wasser hat sich bei gut haut- und schleimhautverträglichen Ölen wie Lavendel oder Rosengeranie bewährt. Andere Öle werden niedriger dosiert, siehe „besondere Dosierung“ in den Pflanzenportraits.

Angelikawurzel
Angelica archangelica

Synonym: Arznei-Engelwurz

Doldengewächse (Apiaceae)

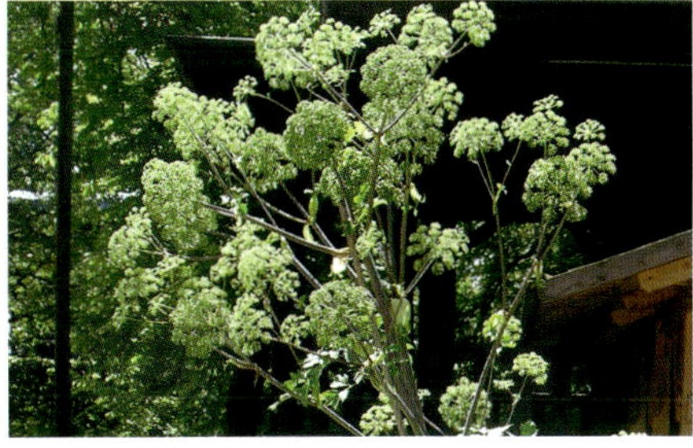

Verwendete Pflanzenteile: Wurzelstock mit Wurzeln (Angelicae radix), auch für die Gewinnung des ätherischen Öls. Die reifen Samen können ebenfalls als Tee verwendet oder destilliert werden.

Wissenschaftlich anerkannte Wirkung: Die geschnittene Wurzel als Teeaufguss bei Appetitlosigkeit, verdauungsfördernd bei mangelhafter Magensaftsekretion. Das ätherische Öl bei Schlafstörungen, Stress und Burnout.

Traditionelle/volkstümliche Anwendung: Entkrampfend und verdauungsfördernd. Auch bei Atemwegserkrankungen wie verstopfter Nase, Husten oder Bronchitis beschrieben. Volkstümlich beschrieben als menstruationsfördernd bei verzögerter Periodenblutung.

Eigenschaften des ätherischen Öls: Das aromatisch, erdig und kräftig riechende Öl wirkt antiseptisch, entzündungshemmend, abwehrsteigernd, verdauungsfördernd, entkrampfend und lymphflussanregend. Es hat eine einschlaffördernde, angstlösende, beruhigende und zugleich stärkende Wirkung. Als Schutz- und Kraftöl in sensiblen Lebensphasen.

Yoni-Steaming-Anwendungen: Verstopfung, Harnwegsbeschwerden, Zyklusunregelmäßigkeiten, Stress, Schlafstörungen, Burn-out.

Besondere Dosierung: Das ätherische Öl ist sehr duftintensiv, daher nur 1 – 2 Tropfen in das Wasser geben! Bei Verwendung der Wurzel: 2 Esslöffel in einen Topf mit ca. 200 ml siedendem Wasser geben und mit geschlossenem Deckel mindestens 10 Minuten abkochen. Diesen Auszug dem Steaming-Wasser zufügen.

Vorsicht: Die Angelikawurzel und vor allem das ätherische Öl wirken dosisabhängig phototoxisch! Nach dem Steaming auf intensive UV-Bestrahlung der bedampften Hautbereiche verzichten, da es sonst zu Hautreizungen kommen kann.

Anis
Pimpinella anisum

Doldengewächse (Apiaceae)

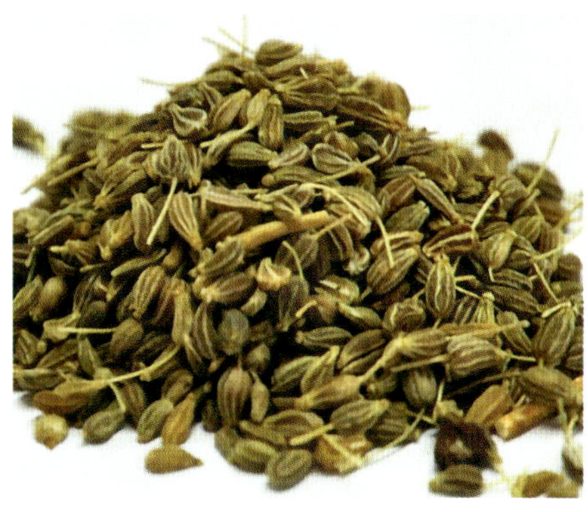

Verwendete Pflanzenteile: Getrocknete reife Früchte (Anisi fructus), auch für das ätherische Öl.

Wissenschaftlich anerkannte Wirkung: Als Tee (zerstoßene Samen) oder Einreibung (Aromamischung) auswurffördernd, krampflösend und antibakteriell bei Atemwegsbeschwerden und Verdauungsstörungen sowie leicht blähungslindernd bei Darmkrämpfen und Verstopfung.

Eigenschaften des ätherischen Öls: Das süßlich-würzig riechende Öl wirkt antibakteriell, antiviral, auswurffördernd, schleimlösend, krampflösend und blähungswidrig. In der Frauenheilkunde als milchflussfördernd und hormonmodulierend beschrieben, was vermutlich sowohl über das Riechsystem und indirekt durch die Aufnahme über Haut und Schleimhäute erfolgen kann.

Traditionelle/volkstümliche Anwendung: Bei Magen-Darm-Beschwerden, Reizhusten, zur Förderung der Menstruation sowie der Milchbildung in der Stillzeit.

Yoni-Steaming-Anwendungen: Blähungen und Bauchkrämpfe, Verstopfung, Zyklusunregelmäßigkeiten.

Besondere Dosierung: Das ätherische Öl niedrig dosieren (1 – 2 Tropfen pro Steaming). Bei Verwendung der Anissamen: frisch anstoßen.

Benzoe, Harz des Storaxbaums *Styrax tonkinensis*

Storaxgewächse (Styracaceae)

Verwendete Pflanzenteile: Verwendet wird das Resinoid, ein Alkoholextrakt des Harzes des Storaxbaums.

Wissenschaftlich anerkannte Wirkung: Es liegen derzeit keine Daten vor.

Eigenschaften des ätherischen Öls: Der balsamische, vanilleartig-süße Duft vermittelt Geborgenheit und Schutz. Pflegend und beruhigend bei gereizter und empfindlicher Haut. Entspannende, angstlösende, antimikrobielle, entzündungshemmende und wundheilungsfördernde Wirkung.

Yoni-Steaming-Anwendungen: Zur Entspannung, Geborgenheit vermittelnd, zur Pflege strapazierter Schleimhäute, bei Vaginalinfektionen.

Bergamotte *Citrus aurantium ssp. bergamia*

Rautengewächse (Rutaceae)

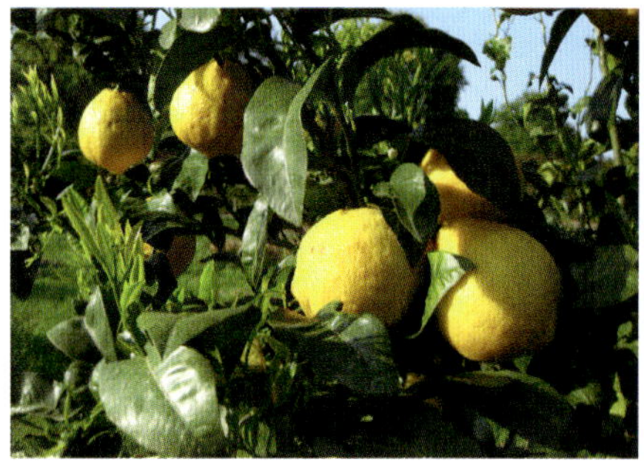

Verwendete Pflanzenteile: Verwendet wird das ätherische Öl aus Schalenpressung der Früchte.

Wissenschaftlich anerkannte Wirkung: Antibakterielle, antivirale und antimykotische Wirksamkeit, bei Harnwegsinfekten, bei Stress und Burnout.

Eigenschaften des ätherischen Öls (Fruchtschalenpressung): Entspannend, entkrampfend, antibakteriell, antidepressiv, angstlösend. Der frisch-fruchtige Duft wirkt stimmungsaufhellend, schafft Gelassenheit und Heiterkeit.

Yoni-Steaming-Anwendungen: Nervös bedingte Verdauungsbeschwerden, Blasenentzündung und Menstruationsbeschwerden.

Besondere Dosierung: Fruchtschalenpressungen können Haut und Schleimhäute reizen, deshalb max. 1 – 2 Tropfen pro Steaming in heißes Wasser geben bzw. nur in einer Aromamischung anwenden.

Vorsicht: Das ätherische Öl wirkt stark phototoxisch! Nach dem Steaming auf intensive UV-Bestrahlung der bedampften Hautbereiche verzichten, da es sonst zu Hautreizungen und -entzündungen kommen kann. Zusehends ist „Bergamotteöl bergaptenarm" im Handel, das die Lichtempfindlichkeit nicht erhöht.

Cistrose
Cistus ladanifer, C. incanus ssp. creticus

Cistrosengewächse (Cistaceae)

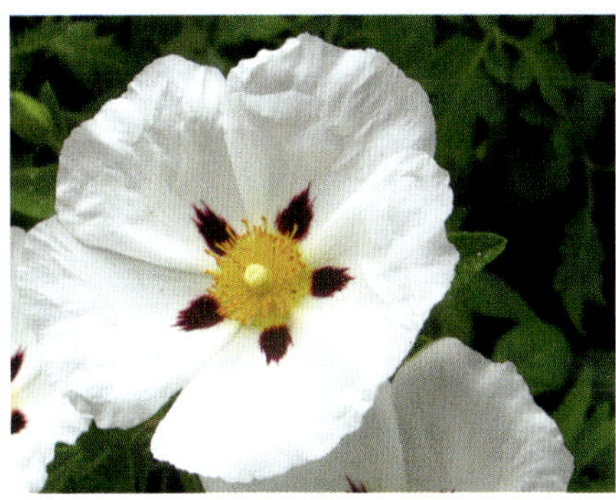

Verwendete Pflanzenteile: Getrocknetes Kraut von *Cistus incanus* ssp. *creticus* in der Volksheilkunde (Cistus herba), blühende Zweige und Blätter der spanischen *Cistus ladanifer* für das ätherische Öl.

Wissenschaftlich anerkannte Wirkung: Experimentelle und klinische Studien mit einem *Cistus-incanus*-Trockenextrakt belegen bei innerlicher Einnahme einen antiviralen Effekt gegenüber diversen Grippeviren. Eine antibakterielle und antimykotische Wirkung wird beschrieben.

Traditionelle/volkstümliche Anwendung: Als Tee (*Cistus incanus*) bei Erkältungskrankheiten und grippalen Infekten, als Spül- und Gurgellösung unterstützend bei Entzündungen im Mund- und Rachenraum.

Eigenschaften des ätherischen Öls: Antibakteriell, antiviral, entzündungshemmend, hautpflegend und hautregenerierend. Der besondere balsamisch warme, fast ambraartige Duft wirkt emotional ausgleichend, stimmungsaufhellend und stärkend, er stimmt optimistisch und zuversichtlich.

Yoni-Steaming-Anwendungen: Das ätherische Cistrosenöl hat sich bei Hautjuckreiz und Ekzemen bewährt, außerdem wird es als ausgleichend und regulierend bei Menstruationsbeschwerden beschrieben. Der balsamische Duft macht es niedrig dosiert für aphrodisierende Steamings interessant.

Damiana
Turnera diffusa var. aphrodisiaca

Safranmalvengewächse (Turneraceae)

Verwendete Pflanzenteile: Blätter für Teezubereitungen und zur Destillation des ätherischen Öls.

Wissenschaftlich anerkannte Wirkung: Keine.

Traditionelle/volkstümliche Anwendung: Als Stärkungsmittel (Tonikum), als Aphrodisiakum bei sexuellen Störungen und Unlust, bei Erkrankungen der ableitenden Harnwege.

Eigenschaften des ätherischen Öls: Die Traditionelle Chinesische Medizin (TCM) beschreibt eine stimmungsaufhellende Wirkung des Öls, was aber inhaltsstofflich und geruchlich nicht nachvollziehbar ist.

Yoni-Steaming-Anwendungen: Die volkstümliche Beschreibung macht das Kraut als Zusatz für aphrodisierende Steamings interessant.

Eukalyptus, Zitronen-
Eucalyptus citriodora

Myrtengewächse (Myrtaceae)

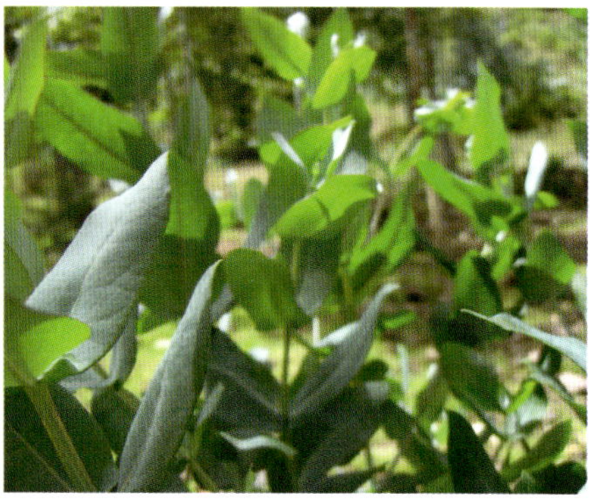

Verwendete Pflanzenteile: Blätter zur Destillation des ätherischen Öls.

Wissenschaftlich anerkannte Wirkung: Antimykotisch bei diversen Pilzerkrankungen.

Eigenschaften des ätherischen Öls: Schmerzlindernd, antibakteriell, antimykotisch und antiviral. Der leicht rosige frische Duft ist belebend und stärkend.

Yoni-Steaming-Anwendungen: Bei Harnwegsbeschwerden und Blasenentzündung, Pilzerkrankungen, Erschöpfung, Müdigkeit und zur Konzentrationsförderung.

Fenchel
Foeniculum vulgare ssp. vulgare

Doldengewächse (Apiaceae)

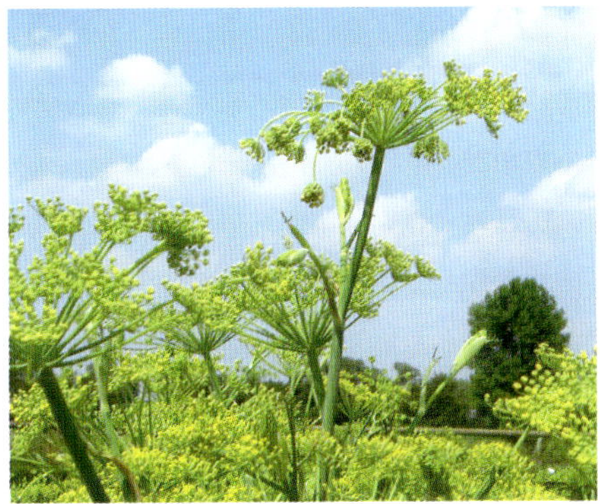

Verwendete Pflanzenteile: Für Teeanwendungen wird bevorzugt der bittere Garten-Fenchel (*F. vulgare* ssp. *vulgare* var. *vulgare*) verwendet (Foeniculi fructus), der süße Gewürz-Fenchel (*F. vulgare* ssp. *vulgare* var. *dulce*) zur Destillation des ätherischen Öls.

Wissenschaftlich anerkannte Wirkung: Der bittere Fenchel wirkt entkrampfend bei Blähungen und Husten sowie schleimlösend bei Katarrhen der oberen Luftwege. Das ätherische Fenchelöl zudem bei Ekzemen und Dermatitis.

Traditionelle/volkstümliche Anwendung: Bei Magen-Darm-Beschwerden, Reizhusten und Atemwegskatarrhen, bei Blähungen und Koliken im Säuglingsalter, zur Förderung der Menstruation sowie der Milchbildung in der Stillzeit.

Eigenschaften des ätherischen Öls: Das aromatisch anisartig duftende ätherische Öl des süßen Fenchels ist antibakteriell und antimykotisch wirksam, krampflösend, verdauungsfördernd und schleimlösend. Ihm wird eine hormonmodulierende Wirkung zugeschrieben, die vermutlich über das Riechsystem und indirekt durch die Aufnahme über Haut und Schleimhäute erfolgen kann, weshalb es als zyklusregulierend und milchflussfördernd gilt.

Yoni-Steaming-Anwendungen: Bähungen und Bauchkrämpfe, Verstopfung, Zyklusunregelmäßigkeiten, Schleimhauttrockenheit.

Besondere Dosierung: Das ätherische Öl nur niedrig dosiert verwenden (1–2 Tropfen pro Steaming). Fenchelsamen immer frisch anstoßen.

Frauenmantel
Alchemilla vulgaris, A. xanthochlora

Rosengewächse (Rosaceae)

Verwendete Pflanzenteile: Das zur Blütezeit gesammelte Kraut aus Blättern, Blüten und Stängeln (Alchemillae herba) des Gewöhnlichen Frauenmantels (*A. vulgaris*) oder des Gelbgrünen Frauenmantels (*A. xanthochlora*).

Wissenschaftlich anerkannte Wirkung: Innerlich als Tee bei leichten unspezifischen Durchfallerkrankungen, Magen-Darm-Beschwerden.

Traditionelle/volkstümliche Anwendung: Adstringierend (zusammenziehend) und leicht entzündungshemmend bei Hautproblemen und Entzündungen im

Mund- und Rachenraum. Auch bei Menstruationsschmerzen beschrieben.

Yoni-Steaming-Anwendungen: Als Schmuckpflanze und traditionelle Frauenpflanze sehr beliebt.

Interessantes und Nützliches: Die Vermutung, dass Frauenmantel unterstützend auf den weiblichen Hormonhaushalt und auf die Gebärmutter wirkt, basiert möglicherweise auf der mittelalterlichen Signaturenlehre. Manche Heilpflanzenexpertinnen schreiben ihm eine gestagenartige Wirkung zu, die vor allem in der zweiten Zyklushälfte hormonell regulierend sein soll, wissenschaftliche Nachweise dazu fehlen aber.

Heublumen

Mischung verschiedener Gräser und Wiesenkräuter

Verwendete Pflanzenteile: Verwendet werden die Blütenstände mit Blüten sowie Stängelteile verschiedener Gräser und Wiesenkräuter (Graminis flores).

Wissenschaftlich anerkannte Wirkung: Bisher keine Wirkung nachgewiesen, die Zusammensetzung schwankt stark, die Inhaltsstoffe sind nur ganz unzulänglich bekannt.

Traditionelle/volkstümliche Anwendung: Zur Wärmetherapie, wirkt lokal durchblutungsfördernd und dadurch durchwärmend, entspannend, leicht schmerzlindernd.

Yoni-Steaming-Anwendungen: Bewährt in der Geburtsvorbereitung, bei Unterkühlung des Urogenitaltrakte, bei Harnwegsbeschwerden, Menstruationsschmerzen.

Vorsicht: Bei bestehender Allergie gegen Gräser (Heuschnupfen) meiden.

Immortelle
Helichrysum italicum ssp. italicum, H. arenarium

Korbblütler (Asteraceae)

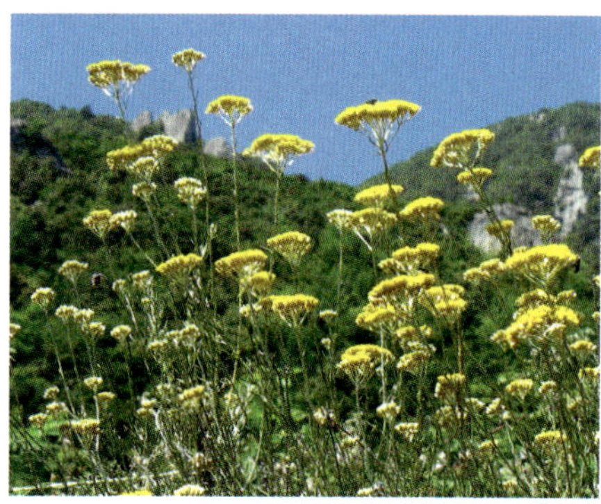

Verwendete Pflanzenteile: Getrocknete Blütenköpfe von *Helichrysum arenarium* (Immortelle, Sand-Strohblume, Gelbes Katzenpfötchen) für Tee (Helichrysi flos) und *Helichrysum italicum* (Immortelle, Currykraut) zur Gewinnung des ätherischen Öls.

Wissenschaftlich anerkannte Wirkung: *Helichrysum arenarium* wirkt antibakteriell, leicht Leber und Gallefluss anregend und krampflösend. Es wird bei Verdauungsbeschwerden wie Völlegefühl und Blähungen eingesetzt. Das ätherische Öl (*Helichrysum italicum*) bei Ekzemen und Dermatitis.

Traditionelle/volkstümliche Anwendung: Bei Harnblasen- und Nierenleiden, bei Gallenblasenbeschwerden und zur Anregung der Verdauungstätigkeit.

Eigenschaften des ätherischen Öls: Das balsamisch, süß-herb bis würzig riechende ätherische Immortellenöl von *Helichrysum italicum* wirkt antibakteriell, entzündungshemmend, schmerzlindernd, hautregenerierend. Es löst Blutergüsse auf, fördert die Wundheilung und ist eines der wichtigsten Erste-Hilfe-Öle der Aromatherapie.

Yoni-Steaming-Anwendungen: Die Blüten als Schmuckpflanze. Das ätherische Öl bei Vaginalinfektionen, Haut- und Schleimhautreizungen, Wundsein, im Spätwochenbett, bei Krampfadern der Vulva (Vulvavarizen) und Hämorrhoiden.

Besondere Dosierung: Immortellenöl ist gut hautverträglich und kann in der üblichen Dosierung angewendet werden. Wer den intensiven Geruch nicht verträgt, kann es mit 1 – 2 Tropfen pro Steaming versuchen oder es in verdünnter Form (10 %ig) oder in Aromamischungen verwenden.

Jasmin
Jasminum grandiflorum

Ölbaumgewächse (Oleaceae)

Verwendete Pflanzenteile: Getrocknete Blüten als aromatischer Zusatz in Teemischungen und zur Gewinnung des Absolue.

Wissenschaftlich anerkannte Wirkung: Es liegen keine Ergebnisse zur Wirksamkeit vor.

Traditionelle/volkstümliche Anwendung: Zur Beruhigung, bei leichten Depressionen und als Aphrodisiakum.

Eigenschaften des ätherischen Öls: Jasmin-Absolue mit seiner betörenden honigartig-süßen Duftnote wirkt antimikrobiell und hautregenerierend, der Duft entspannend, aphrodisierend, euphorisierend, angstlösend und beruhigend. Der Duft soll hormonmodulierend sein.

Yoni-Steaming-Anwendungen: Bei Ängsten, Mutlosigkeit, Stress und Schlafstörungen, Zyklusstörungen, Menstruationsbeschwerden, Dysmenorrhö, Wechseljahresbeschwerden, sexueller Unlust, zur Geburtsvorbereitung und während der Geburt.

Besondere Dosierung: Der intensive Duft spricht für eine zurückhaltende Dosierung. Es werden anwendungsfreundliche Verdünnungen von 1 – 5 % angeboten, davon genügen meist schon 1 – 2 Tropfen.

Interessantes und Nützliches: Das Absolue ist ein kostbarer Duft, der anders als das ätherische Öl nicht durch Destillation, sondern mithilfe von Lösungsmitteln gewonnen wird.

Kamille, Echte
Matricaria chamomilla

Früher: *Matricaria recutita, Chamomilla recutita*

Korbblütler (Asteraceae)

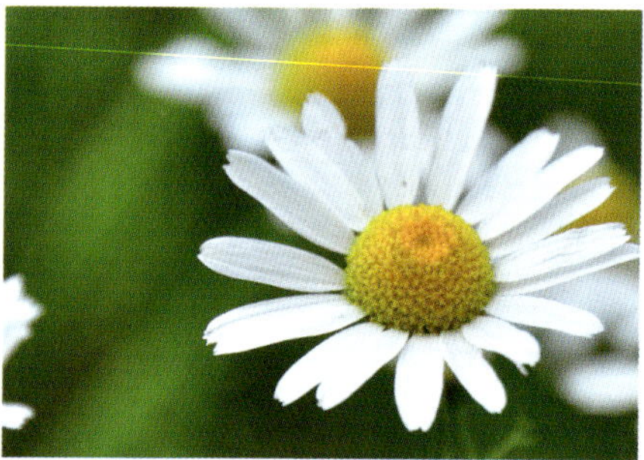

Verwendete Pflanzenteile: Blüten (Matricariae flos), sowohl in der Kräuterheilkunde als auch für die Wasserdampfdestillation des krautig, heuartig duftenden blauen ätherischen Kamillenöls („Kamille blau", korrekt bezeichnet als „Kamille deutsch").

Wissenschaftlich anerkannte Wirkung: Entzündungshemmend, wundheilungsfördernd, antimikrobiell und antimykotisch, beruhigend. Kamille wirkt heilend bei Haut- und Schleimhautentzündungen, Wunden und bakteriellen Hauterkrankungen, ebenso bei Reizzuständen der oberen Atemwege, krampfartigen Magen-Darm-Beschwerden und Magenschleimhautentzündung.

Traditionelle/volkstümliche Anwendung: Bei Magen-Darm-Beschwerden, Hautentzündungen und oberflächlichen Wunden, zur Inhalation, bei Erkältungskrankheiten.

Eigenschaften des ätherischen Öls: Antibakteriell, antimykotisch, antiviral, entzündungshemmend, wundheilungsfördernd. Das krautig mit fruchtig-süßer Note duftende Öl wirkt beruhigend, entspannend und einhüllend.

Yoni-Steaming-Anwendungen: Bei Stress und Schlafstörungen, Menstruationsbeschwerden, bei Vaginalinfektionen, Haut- und Schleimhautreizungen, Wundsein, im Spätwochenbett, bei Krampfadern der Vulva (Vulvavarizen) und Hämorrhoiden.

Besondere Dosierung: Sparsam dosieren (1–2 Tropfen pro Steaming) oder in einer Aromamischung verwenden.

Vorsicht: Die Blüten der Kamille (frisch oder getrocknet) bei bestehender Allergie gegen Korbblütler (Asteraceae) meiden.

Interessantes und Nützliches: Die blaue Farbe des ätherischen Öls kommt vom Inhaltsstoff Chamazulen, der erst durch die Destillation entsteht. Das Öl kann Kunststoffe, Fliesen, Holz/Papier und Textilien verfärben.

Kamille, Römische
Chamaemelum nobile

Korbblütler (Asteraceae)

Verwendete Pflanzenteile: Blütenköpfe (Chamomillae romanae flos), sowohl in der Kräuterheilkunde als auch für die Wasserdampfdestillation des ätherischen Kamillenöls (Kamille römisch).

Wissenschaftlich anerkannte Wirkung: Beruhigend, krampflösend, entzündungshemmend. Bei stressbedingten Verdauungsstörungen, Blähungen, Übelkeit und Erbrechen, bei leichten Haut- und Schleimhautentzündungen und Wunden.

Traditionelle/volkstümliche Anwendung: Bei Magen-Darm-Beschwerden, Hautentzündungen und oberflächlichen Wunden, bei Menstruationsbeschwerden und -schmerzen.

Eigenschaften des ätherischen Öls: Entzündungshemmend, schmerzlindernd, entkrampfend. Der warm-süßliche, wohlriechende Duft wirkt schlaffördernd, sehr beruhigend, antidepressiv und angstlösend.

Yoni-Steaming-Anwendungen: Bei Nervosität, Stress und Schlafstörungen, bei Vaginalinfektionen, Harnwegsbeschwerden, nervösen Verdauungsstörungen, Haut- und Schleimhautreizungen, Wundsein, bei Krampfadern der Vulva (Vulvavarizen) und Hämorrhoiden, bei Menstruationsbeschwerden und PMS.

Besondere Dosierung: Das intensiv duftende ätherische Öl kann in zu hoher Dosierung die Haut reizen, deshalb sparsam verwenden (1 – 2 Tropfen pro Steaming) oder in Form von Verdünnungen (10 %ig), dann in üblicher Dosierung.

Vorsicht: Die Blüten (frisch oder getrocknet) bei bestehender Allergie gegen Korbblütler (Asteraceae) meiden.

Lavendel, Echter *Lavandula angustifolia* ssp. *angustifolia*

Früher: *Lavandula officinalis, Lavandula vera*

Lippenblütler (Lamiaceae)

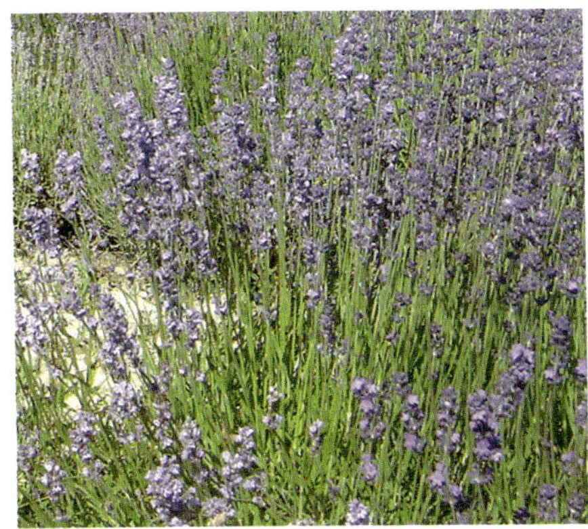

Verwendete Pflanzenteile: Blütenrispen (Lavandulae flos), sowohl in der Kräuterheilkunde als auch für die Wasserdampfdestillation des ätherischen Öls.

Wissenschaftlich anerkannte Wirkung: Bei Unruhe, Schlafstörungen, nervösem Reizmagen, Blähungen. Das ätherische Lavendelöl bei Kopfschmerzen und Schlafstörungen. Als Fertigpräparat (Lasea®) innerlich bei Unruhe mit ängstlicher Verstimmung.

Eigenschaften des ätherischen Öls: Antibakteriell, antiviral, antimykotisch, entzündungshemmend, krampflösend, wundheilungsfördernd. Der typische Lavendelduft wirkt ausgleichend, entspannend, harmonisierend, stimmungsaufhellend, antidepressiv, angstlösend, schlaffördernd. Lavendelöl ist eines der bekanntesten und am häufigsten verwendeten Öle der Aromatherapie, es zeichnet sich durch eine sehr gute Hautverträglichkeit und ein breites Anwendungsgebiet aus – der Allrounder der Aromatherapie.

Yoni-Steaming-Anwendungen: Bei Nervosität, Stress und Schlafstörungen, bei Vaginalinfektionen, nervösen Verdauungsstörungen, Haut- und Schleimhautreizungen, Wundsein, im Spätwochenbett, bei Krampfadern der Vulva (Vulvavarizen) und Hämorrhoiden, bei Zyklusbeschwerden.

Interessantes und Nützliches: Je nach Standort der Pflanze kann das ätherische Öl sehr unterschiedliche Mengen an Inhaltsstoffen aufweisen. Der Berglavendel, der in Bergregionen von Hand geerntet wird, gilt als besonders heilsam, aber auch als rar und kostbar – eine Ressource, die mit Bedacht verwendet werden sollte.

Linde
Tilia cordata, T. platyphyllos

Malvengewächse (Malvaceae)

Verwendete Pflanzenteile: Getrocknete Blüten der Winter- und der Sommerlinde (Tiliae flos).

Wissenschaftlich anerkannte Wirkung: Bei Erkältungskrankheiten und damit verbundenem Husten.

Traditionelle/volkstümliche Anwendung: Entwässernd, krampflösend und schlaffördernd.

Yoni-Steaming-Anwendungen: Möglicherweise geeignet zur Prophylaxe bei wiederkehrenden Harnwegsbeschwerden, in Kombination oder als Alternative zur Kamille.

Majoran
Origanum majorana, Origanum vulgare

Lippenblütler (Lamiaceae)

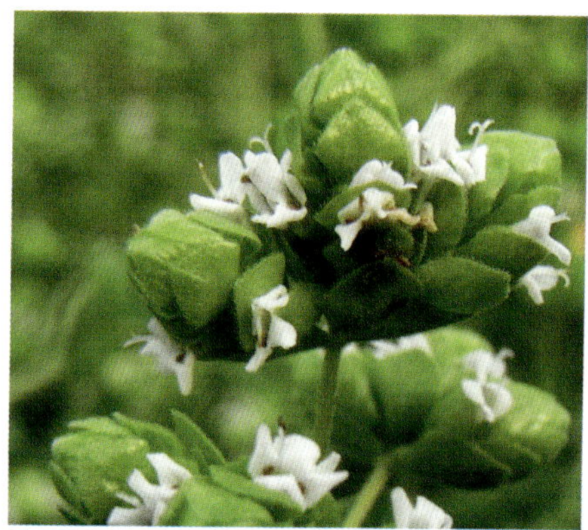

Verwendete Pflanzenteile: Kraut von *Origanum vulgare* (Wilder Majoran, Dost) in der Kräuterheilkunde und von *Origanum majorana* (Majoran) zur Gewinnung des ätherischen Öls (Majoran süß).

Wissenschaftlich anerkannte Wirkung: Bisher nicht ausreichend untersucht – die Kommission E konnte die Wirksamkeit anhand des damals vorhandenen wissenschaftlichen Erkenntnismaterials nicht belegen.

Traditionelle/volkstümliche Anwendung: *Origanum majorana* bei Erkältungskrankheiten, bei Magen-Darm-Beschwerden und Verdauungsstörungen und als harntreibendes Mittel. Zubereitungen mit ätherischem Majoranöl bei Magen-Darm-Beschwerden und Erkältungskrankheiten (v. a. Schnupfen).

Eigenschaften des ätherischen Öls: Majoran süß (*Origanum majorana*) wirkt antibakteriell, antiviral und antimykotisch und wird bei Atemwegsinfektionen und Harnwegsbeschwerden eingesetzt. Der leicht blumig-süße bis krautige, würzige Duft wirkt beruhigend und entspannend. Bewährte Anwendungsgebiete sind Menstruationsschmerzen, Magen-Darm-Krämpfe, vorzeitige Wehen und Erkältungskrankheiten.

Vorsicht: Das ätherische Öl des Dosts (*Origanum vulgare*) sollte aufgrund kritischer Inhaltsstoffe nicht verwendet werden.

Yoni-Steaming-Anwendungen: Krampfartige Unterleibsbeschwerden, Harnwegsbeschwerden, vorbeugend bei Menstruationsschmerzen.

Manuka *Leptospermum scoparium*

Synonyme: Südseemyrte, Neuseeländischer Teebaum

Myrtengewächse (Myrtaceae)

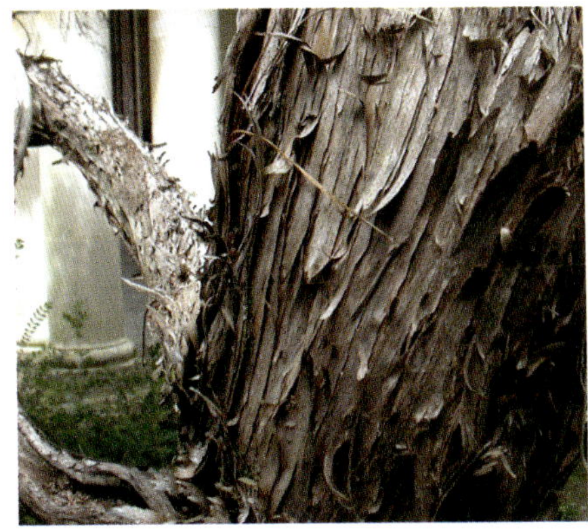

Verwendete Pflanzenteile: Junge Zweigspitzen und Blätter zur Gewinnung des ätherischen Öls.

Wissenschaftlich anerkannte Wirkung: Das ätherische Öl zur Wund- und Narbenbehandlung.

Eigenschaften des ätherischen Öls: Antibakteriell, antiviral, antimykotisch, schmerzstillend, wundheilungsfördernd. Der honigartige, süß-warme Duft wird als erdend und stärkend, entspannend und ausgleichend beschrieben.

Yoni-Steaming-Anwendungen: Harnwegsbeschwerden, Vaginalinfektionen, Juckreiz, Wundsein, im Spätwochenbett.

Melisse
Melissa officinalis ssp. officinalis

Synonym: Zitronenmelisse

Lippenblütler (Lamiaceae)

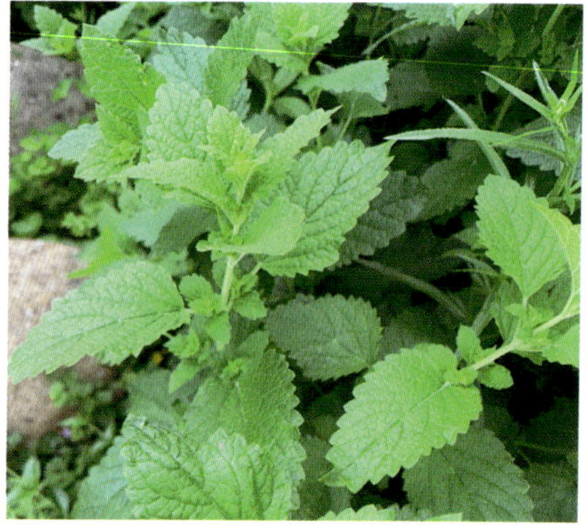

Verwendete Pflanzenteile: Frische oder getrocknete Blätter für Tee, Tinkturen und Trockenextrakte. Aus den frisch geernteten Blättern wird das kostbare ätherische Melissenöl destilliert.

Wissenschaftlich anerkannte Wirkung: Krampflösend bei funktionellen Magen-Darm-Beschwerden. Beruhigend bei nervös bedingten Einschlafstörungen, bei Angespanntheit, Unruhe und Reizbarkeit. Äußerlich als standardisierter Trockenextrakt bei Herpes-simplex-Infektionen.

Eigenschaften des ätherischen Öls: Antiviral, antiseptisch, schmerzlindernd, entzündungshemmend, juckreizlindernd. Der Duft wirkt sehr beruhigend, einschlaffördernd und schützend, auch bei psychischen Belastungen. Melissenhydrolat ist leicht kühlend, reizlindernd und hilfreich bei Juckreiz.

Yoni-Steaming-Anwendungen: Krampfartige Magen-Darm- und Unterleibsbeschwerden, Harnwegsbeschwerden, Vaginalinfektionen, Juckreiz, vorbeugend bei Menstruationsschmerzen und PMS, bei Nervosität, Unruhe und Schlafstörungen.

Besondere Dosierung: Das ätherische Melissenöl ist sehr duftintensiv und stark wirksam, bei zu hoher Dosierung kann es Haut und Schleimhäute reizen. Nur in Verdünnung (10 %) verwenden (3 – 5 Tropfen Melisse 10 % pro Steaming).

Muskatellersalbei
Salvia sclarea

Lippenblütler (Lamiaceae)

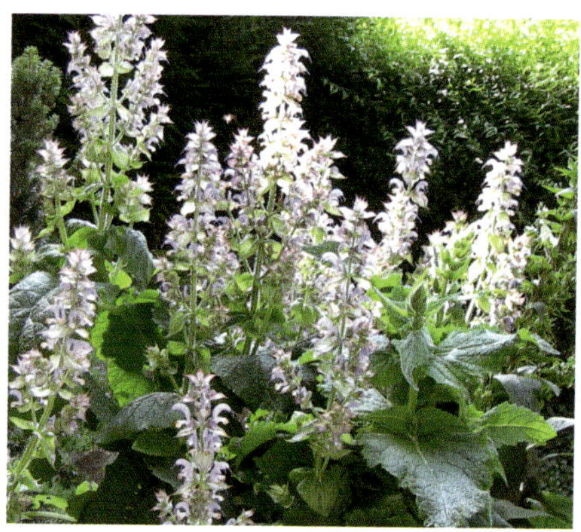

Verwendete Pflanzenteile: Blütenstände oder blühende Triebspitzen zur Destillation des ätherischen Öls.

Wissenschaftlich anerkannte Wirkung: Das ätherische Öl wirkt lindernd bei Depressionen, Stress, Burnout und wird in der Geburtshilfe eingesetzt.

Eigenschaften des ätherischen Öls: Antibakteriell, antimykotisch, entkrampfend und entspannend. Der leicht moschusartige, oftmals gewöhnungsbedürftige Duft wirkt entspannend und beruhigend und soll hormonmodulierend sein. Muskatellersalbei gilt als das bewährte ätherische Öl in der Geburtshilfe sowie bei Störungen im weiblichen Hormonhaushalt.

Yoni-Steaming-Anwendungen: Krampfartige Unterleibsbeschwerden, Harnwegsbeschwerden, Vaginalinfektionen, Menstruationsschmerzen, PMS, ausbleibende Menstruation (Amenorrhö), Kinderwunsch, sexuelle Unlust, Wechseljahresbeschwerden, Schleimhauttrockenheit, Stress, zur Geburtsvorbereitung.

Interessantes und Nützliches: Das ätherische Öl ist sehr duftintensiv, bei zu hoher Dosierung kann es zu Unverträglichkeitsreaktionen kommen, deshalb das reine ätherische Öl in geringer Dosierung (1 – 2 Tropfen das pro Steaming), in Verdünnung (5 – 10 Tropfen Muskatellersalbei 10 % pro Steaming) oder als Aromamischung verwenden.

Mutterkraut
Tanacetum parthenium

Korbblütler (Asteraceae)

Verwendete Pflanzenteile: Das zur Blütezeit geerntete Kraut (Tanaceti parthenii herba), bestehend aus Blättern, Stängeln und Blüten.

Wissenschaftlich anerkannte Wirkung: Krampflösend, entzündungshemmend, antimikrobiell. Zur Migräneprophylaxe.

Traditionelle/volkstümliche Anwendung: Innerlich bei Fieber, Arthritis, Asthma, rheumatischen Beschwerden. Diese Anwendungsgebiete sind jedoch umstritten.

Yoni-Steaming-Anwendungen: Möglicherweise bei Vaginalinfektionen und Harnwegsbeschwerden.

Vorsicht: Bei bestehender Allergie gegen Korbblütler (Asteraceae) meiden.

Myrte
Myrtus communis ssp. communis

Synonym: Echte oder Braut-Myrte

Myrtengewächse (Myrtaceae)

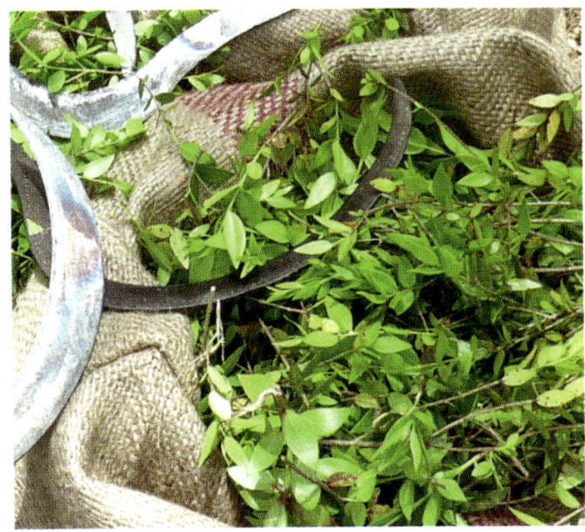

Verwendete Pflanzenteile: Junge Blätter oder blühende Zweige zur Destillation des ätherischen Öls.

Wissenschaftlich anerkannte Wirkung: Für das Kraut liegen keine Daten vor, in der Aromatherapie gibt es für das ätherische Öl nachgewiesene Anwendungsgebiete und Wirkungen, zum Beispiel bei Schmerzzuständen.

Traditionelle/volkstümliche Anwendung: Bei Atemwegserkrankungen, Hämorrhoiden.

Eigenschaften des ätherischen Öls: Antibakteriell, antiviral, schleimlösend, entzündungshemmend. Der aromatische, süße und leicht krautige Duft wirkt stärkend und ausgleichend.

Yoni-Steaming-Anwendungen: Bei Vaginalinfektionen, Harnwegsbeschwerden, bei Erschöpfung, im Klimakterium.

Interessantes und Nützliches: Je nach Standort der Pflanze kann das ätherische Öl sehr unterschiedliche Inhaltsstoffe in unterschiedlichen Mengen enthalten. Für Steaming-Anwendungen erprobt haben wir das marokkanische Myrtenöl.

Neroli
Citrus × aurantium

Synonyme: Bitterorange, Pomeranze

Rautengewächse (Rutaceae)

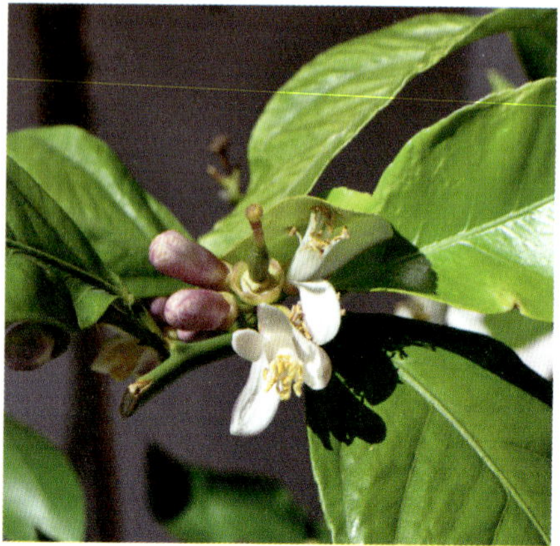

Verwendete Pflanzenteile: Blüten zur Gewinnung des ätherischen Neroliöls.

Eigenschaften des ätherischen Öls: Antibakteriell, antimykotisch, entkrampfend. Intensiver, zart blumiger, leicht süßlicher, manchmal etwas kratziger Duft. Der Duft wirkt antidepressiv, stimmungsaufhellend, ausgleichend, beruhigend, entspannend, leicht euphorisierend. Nerolihydrolat eignet sich ideal zur feuchten Hautpflege mit juckreizstillendem Effekt, auch im Intimbereich.

Yoni-Steaming-Anwendungen: Bei krampfartigen Unterleibsbeschwerden und Harnwegsinfekten. Bei Ängsten, Traumata, nach Fehlgeburten, bei PMS und Wechseljahresbeschwerden. Bei Einschlafstörungen, zur Entspannung und zum Wohlfühlen.

Besondere Dosierung: Neroliöl ist sehr kostbar und duftet intensiv, bei zu hoher Dosierung kann es zu Unwohlsein kommen. Nur in Verdünnung (5 – 10 Tropfen Neroli 10 %) oder in geringer Dosierung (1 – 2 Tropfen reines ätherisches Öl pro Steaming) oder in Aromamischungen verwenden.

Interessantes und Nützliches: Von derselben Stammpflanze ebenfalls im Handel ist das Petitgrain-Öl. Es wird aus den jungen Blättern und Zweigen gewonnen (siehe Seite 130).

Orange
Citrus sinensis

Synonym: Apfelsine

Rautengewächse (Rutaceae)

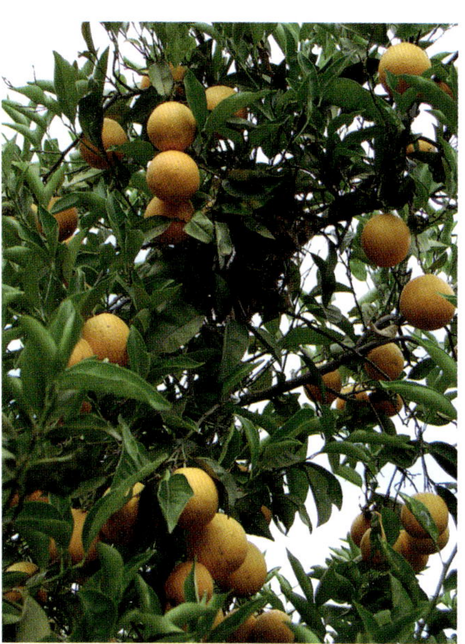

Verwendete Pflanzenteile: Orangenschalen (gepresst) zur Gewinnung des ätherischen Orangenöls.

Eigenschaften des ätherischen Öls (Fruchtschalenpressung): Antimikrobiell, entzündungshemmend, entkrampfend. Der frische, fruchtige und weiche Duft wirkt aufhellend, entspannend und beruhigend.

Yoni-Steaming-Anwendungen: Bei krampfartigen Unterleibsbeschwerden, Harnwegsinfekten, zur Entspannung und zum Wohlfühlen.

Besondere Dosierung: Fruchtschalenpressungen können Haut und Schleimhäute reizen, deshalb in niedriger Dosierung verwenden (1 – 2 Tropfen pro Steaming), besser noch in einer Aromamischung.

Palmarosa
Cymbopogon martinii

Süßgraser (Poaceae)

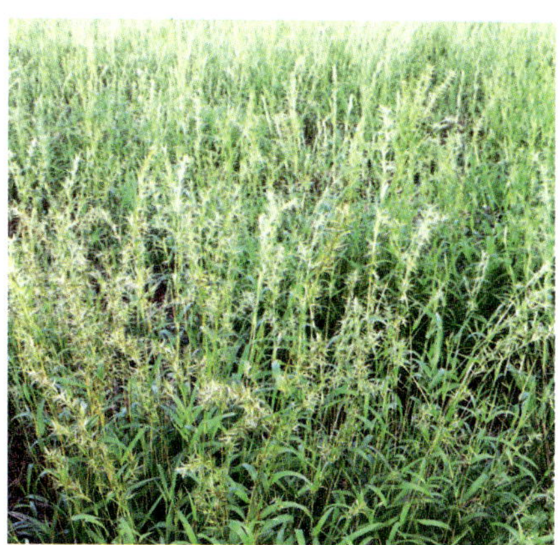

Verwendete Pflanzenteile: Blühendes Gras zur Destillation des ätherischen Öls.

Eigenschaften des ätherischen Öls: Antibakteriell, antimykotisch und antiviral, hautpflegend und hautregenerierend. Der zart rosig-blumige Duft wirkt ausgleichend, stresslindernd, tröstend, entspannend und vitalisierend.

Yoni-Steaming-Anwendungen: Vaginalinfektionen, Harnwegsbeschwerden, Hautreizungen, Stress, Schlafstörungen, PMS.

Interessantes und Nützliches: Der Hauptwirkstoff Geraniol (bis zu 90 %) kommt auch in Rosenöl vor, weswegen Palmarosa auch zur Verfälschung des viel teureren Rosenöls benutzt wird.

Petitgrain *Citrus × aurantium ssp. aurantium*

Synonyme: Bigarade, Bitterorange

Rautengewächse (Rutaceae)

Verwendete Pflanzenteile: Junge Blätter, Zweigspitzen und unreife Früchte zur Gewinnung des ätherischen Öls.

Eigenschaften des ätherischen Öls: Grüner, frisch-blumiger und doch etwas holziger und herber Duft. Stimmungsaufhellend, ausgleichend, entspannend und zugleich belebend, stärkend und konzentrationsfördernd. Bei Stress und Burnout. Antimikrobiell wirksam.

Yoni-Steaming-Anwendungen: Bei Einschlafstörungen, zur Entspannung, Stärkung und zum Wohlfühlen.

Ringelblume *Calendula officinalis*

Korbblütler (Asteraceae)

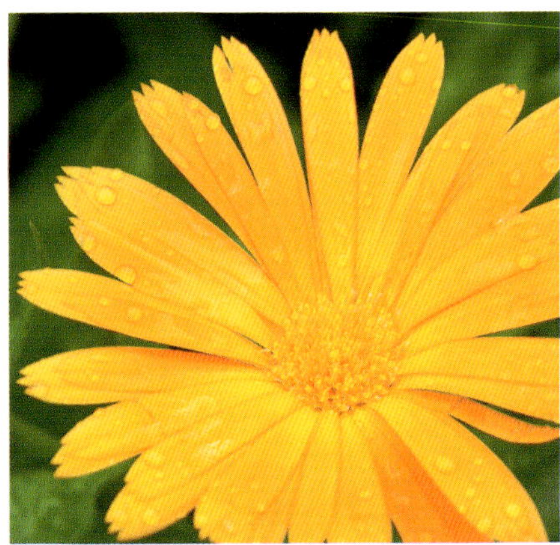

Verwendete Pflanzenteile: Blütenköpfchen oder besser nur die Zungenblüten ohne die grünen Kelchblätter (Calendulae flos sine calycibus). Für Teeaufgüsse, zur Herstellung von Tinkturen (Calendula-Essenz) und Ringelblumenmazerat (in fettem Pflanzenöl). Es gibt kein ätherisches Ringelblumenöl.

Wissenschaftlich anerkannte Wirkung: Entzündungshemmend, antimikrobiell, wundheilungsfördernd bei entzündlichen Veränderungen der Mund- und Rachenschleimhaut und bei Wunden mit schlechter Heilungstendenz.

Traditionelle/volkstümliche Anwendung: Bei Krämpfen und zur Förderung der Menstruation.

Yoni-Steaming-Anwendungen: Heilungsfördernd bei Haut- und Schleimhautreizungen, als Schmuckpflanze.

Vorsicht: Bei bestehender Allergie gegen Korbblütler (Asteraceae) meiden.

Rose
Rosa × centifolia, Rosa gallica, Rosa × damascena

Rosengewächse (Rosaceae)

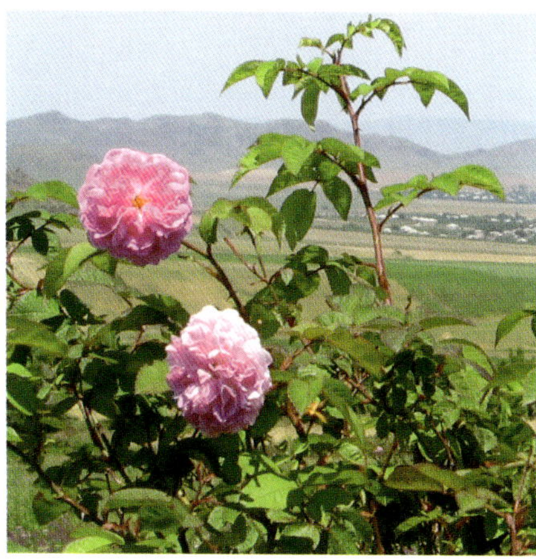

Verwendete Pflanzenteile: Frische oder getrocknete Blüten der Hundertblättrigen Rose (*Rosa × centifolia*) und der Essigrose (*Rosa gallica*) (Rosae flos), zur Destillation des ätherischen Öls wird meist die Damaszenerrose (*Rosa damascena*) verwendet. Für die Gewinnung des Rosenhydrolats wird auch *Rosa × alba* destilliert.

Wissenschaftlich anerkannte Wirkung: Das ätherische Öl bei Schlafstörungen, Schmerzzuständen und in der Frauenheilkunde.

Traditionelle/volkstümliche Anwendung: Rosenblütenblätter als Tee bei leichten Entzündungen im Mund-Rachen-Raum und leichten Hautentzündungen.

Eigenschaften des ätherischen Öls: Antiseptisch, antibakteriell, antiviral, antimykotisch, wundheilungsfördernd, schmerzstillend bis narkotisierend. Der charakteristische, betörende Duft ist einhüllend, harmonisierend, stresslindernd, aphrodisierend. Rosenhydrolat wirkt befeuchtend und reizlindernd auf Haut und Schleimhäute.

Yoni-Steaming-Anwendungen: Bei allen Frauenthemen. Heilungsfördernd und schmerzlindernd bei Haut- und Schleimhautreizungen, Vaginalinfektionen, Harnwegsinfekten. Bei Ängsten, Einschlafstörungen, Gefühlsschwankungen, Sorgen, Traurigkeit, nach Fehlgeburten, bei PMS, Wechseljahresbeschwerden. Zur Entspannung und zum Wohlfühlen.

Interessantes und Nützliches: Rosenöl gilt mit seinen über 500 Inhaltsstoffen als eines der vielseitigsten und kostbarsten Öle der Aromatherapie. Der einzigartige Blütenduft macht es zu einem ganz besonderen Frauenöl, welches in der Frauenheilkunde und Geburtshilfe schon mehrere Jahrzehnte bewährte Anwendung findet. Leider wird es aufgrund des hohen Preises oft gefälscht oder verschnitten, weshalb immer auf naturreine Öle seriöser Hersteller geachtet werden sollte. Mit Lösungsmitteln extrahierte Rosen-Absolues duften intensiv und betörend, haben aber ein gänzlich anderes Inhaltsstoffspektrum und eine andere Wirkung als das destillierte ätherische Rosenöl.

Besondere Dosierung: Bei zu hoher Dosierung kann es zu Kreislaufproblemen kommen, deshalb nur in Verdünnung (3–5 Tropfen Rose 10 % pro Steaming) oder in Aromamischungen verwenden.

Rosengeranie *Pelargonium graveolens*

Storchschnabelgewächse (Geraniaceae)

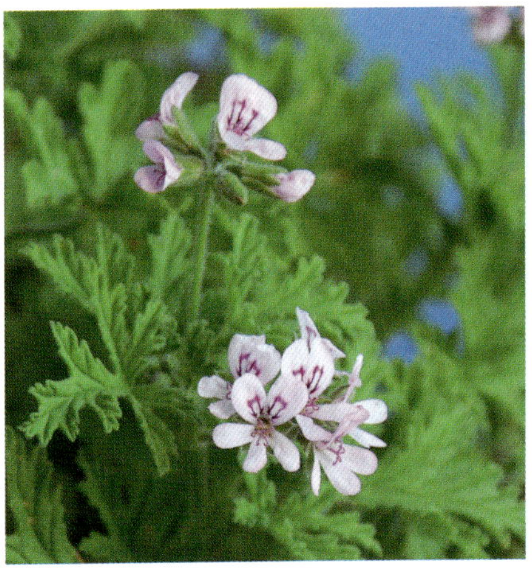

Verwendete Pflanzenteile: Blätter zur Gewinnung des ätherischen Öls.

Wissenschaftlich anerkannte Wirkung: Keine.

Eigenschaften des ätherischen Öls: Hautpflegend, entzündungshemmend, antimykotisch, antibakteriell, antiviral. Insektenabwehrend. Der Duft ist harmonisierend, ausgleichend, tröstend und stärkend.

Yoni-Steaming-Anwendungen: Bei allen Frauenthemen. Heilungsfördernd und pflegend bei Haut- und Schleimhautreizungen, Harnwegsinfekten, Vaginalinfektionen. Bei Einschlafstörungen, Gefühlsschwankungen, Sorgen, Traurigkeit, nach Fehlgeburten, bei PMS, Wechseljahresbeschwerden. Zur Entspannung und zum Wohlfühlen.

Interessantes und Nützliches: Der Hauptwirkstoff Geraniol (bis zu 20 %) kommt auch in Rosenöl vor, der liebliche und weibliche Duft der Rosengeranie ist zum Yoni-Steaming eine gute Alternative zur teureren Rose bei den oben genannten Anwendungsgebieten.

Salbei, Echter *Salvia officinalis*

Lippenblütler (Lamiaceae)

Verwendete Pflanzenteile: Blätter kurz vor der Blüte (Salviae officinalis folium), sowohl für die Kräuterheilkunde als auch zur Gewinnung des ätherischen Öls.

Wissenschaftlich anerkannte Wirkung: Bei Verdauungsbeschwerden wie Sodbrennen und Blähungen. Bei Hitzewallungen und übermäßigem Schwitzen zur Verminderung der Schweißsekretion. Äußerlich bei Entzündungen und Infektionen der Mund- und Rachenschleimhaut und des Zahnfleischs.

Eigenschaften des ätherischen Öls: Antibakteriell, antiviral, antimykotisch, schleimlösend. Der Duft ist klärend und reinigend. Bei Erkältungskrankheiten und auch als Saunaöl.

Yoni-Steaming-Anwendungen: Bei Harnwegsinfekten, Vaginalinfektionen, klimakterischen Beschwerden.

Besondere Dosierung: Das ätherische Salbeiöl sollte nur in geprüfter (Inhaltsstoff-)Qualität und geringer Dosierung (1–2 Tropfen pro Steaming) bzw. in fertigen Aromamischungen eingesetzt werden.

Sandelholz, Neukaledonisches *Santalum austrocaledonicum*

Sandelholzgewächse (Santalaceae)

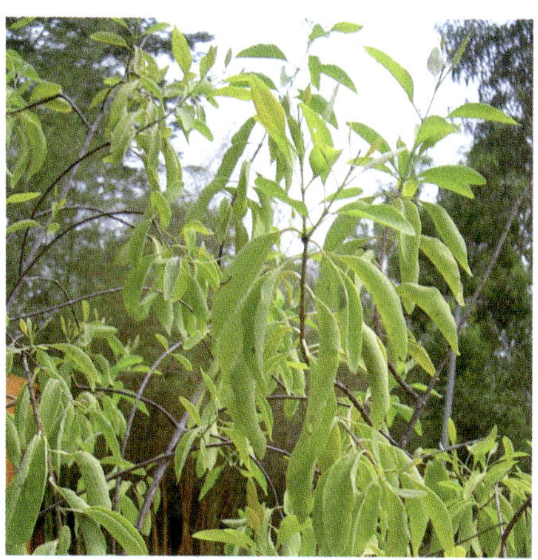

Verwendete Pflanzenteile: Verwendet wird das Kernholz des Sandelholzbaumes für die Pflanzenheilkunde und die Gewinnung des ätherischen Öls.

Wissenschaftlich anerkannte Wirkung: Zur unterstützenden Therapie bei Infektionen der ableitenden Harnwege.

Eigenschaften des ätherischen Öls: Antibakteriell, antimykotisch, antiviral, hautregenerierend. Der balsamisch-süßliche Duft ist sehr entspannend, stresslindernd, harmonisierend, sinnlich und aphrodisierend.

Yoni-Steaming-Anwendungen: Bei Harnwegsbeschwerden, Vaginalinfektionen, Ekzemen, Mutlosigkeit, Einschlafproblemen, Stress, Burn-out, PMS, Wechseljahresbeschwerden, sexuellen Blockaden, als Aphrodisiakum.

Besondere Dosierung: Sandelholzöl ist teuer, außerdem gelten die Bestände mancher Sandelholzbaumarten als gefährdet, daher sollte auf einen ressourcenschonenden Umgang geachtet werden. Es wird meist in Verdünnungen angeboten (3–5 Tropfen Sandelholz 10 % pro Steaming).

Interessantes und Nützliches: Sandelholzöl zählt zu den wenigen wirklich gut haltbaren ätherischen Ölen, es soll jahrzehntelang stabil bleiben.

Schafgarbe, Gewöhnliche *Achillea millefolium*

Korbblütler (Asteraceae)

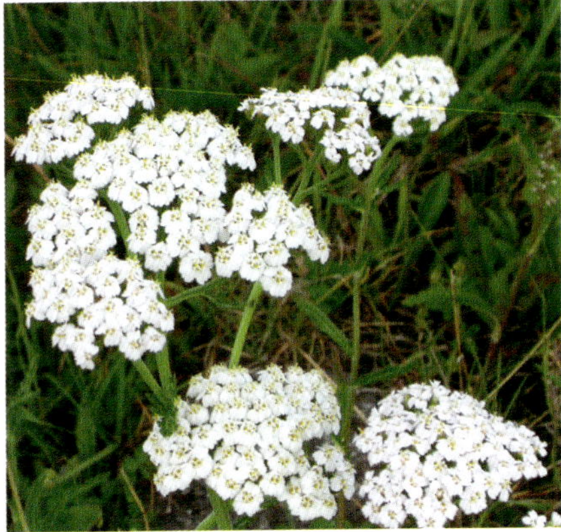

Verwendete Pflanzenteile: Blüten (Millefolii flos) oder Kraut mit blühenden Triebspitzen (Millefolii herba) in der Pflanzenheilkunde, blühendes Kraut von *Achillea millefolium* spp. *millefolium* zur Gewinnung des ätherischen Öls.

Wissenschaftlich anerkannte Wirkung: Innerlich bei zeitweiliger Appetitlosigkeit und krampfartigen Beschwerden im Magen-Darm-Bereich sowie bei leichten menstruationsbedingten Krämpfen. Äußerlich zur Behandlung kleiner, oberflächlicher Wunden, in Sitzbädern bei chronischen Unterbauchschmerzen der Frau (psychovegetativ, d.h. in Verbindung mit Nervosität oder psychischer Belastung).

Eigenschaften des ätherischen Öls: Entzündungshemmend, wundheilungsfördernd, antibakteriell, entkrampfend und entspannend. Der krautig aromatische Duft ist psychisch stärkend, ausgleichend und stabilisierend.

Yoni-Steaming-Anwendungen: Bei Harnwegsbeschwerden, Vaginalinfektionen, Wundsein, im Spätwochenbett, bei Krampfadern der Vulva (Vulvavarizen), Hämorrhoiden und Verstopfung, bei Burnout, PMS, Menstruationsbeschwerden und -schmerzen, in den Wechseljahren.

Besondere Dosierung: Nur sparsam verwenden (1 – 2 Tropfen pro Steaming). Besser sind gebrauchsfertige Aromamischungen.

Vorsicht: Das Kraut und die Blüten (frisch oder getrocknet) bei bestehender Allergie gegen Korbblütler (Asteraceae) meiden. Das blaue Öl kann Flecken auf Kunststoffen, Fliesen, Holz/Papier und Textilien hinterlassen.

Interessantes und Nützliches: In Europa wachsen verschiedene Varietäten der Gewöhnlichen Schafgarbe, die sich ähneln, aber nicht die gleichen Inhaltsstoffe haben. Besser als Wildsammlung ist daher geprüftes Schafgarbenkraut aus der Apotheke.

Taubnessel, Weiße *Lamium album*

Lippenblütler (Lamiaceae)

Verwendete Pflanzenteile: Blüten (Lamii albi flos) oder Kraut bestehend aus Stängeln, Blättern und Blüten (Lamii albi herba).

Wissenschaftlich anerkannte Wirkung: Innerlich bei Katarrhen der oberen Luftwege. Äußerlich bei Entzündungen der Mund- und Rachenschleimhaut, bei leichten oberflächlichen Entzündungen der Haut sowie bei unspezifischem weißem Ausfluss (Weißfluss).

Traditionelle/volkstümliche Anwendung: Bei Menstruationsstörungen, Wechseljahresbeschwerden, bei Weißfluss und Schlafstörungen. Die Wirksamkeit bei diesen Beschwerden ist nicht belegt.

Yoni-Steaming-Anwendungen: Vaginalinfektionen, Juckreiz, möglicherweise bei Menstruationsschmerzen und Wechseljahresbeschwerden.

Teebaum, Australischer *Melaleuca alternifolia*

Myrtengewächse (Myrtaceae)

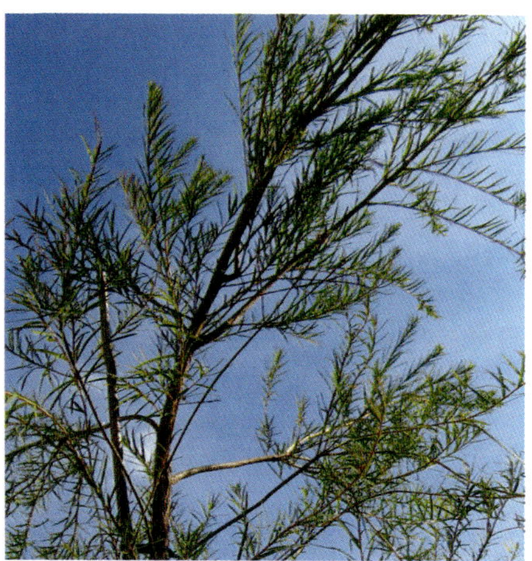

Verwendete Pflanzenteile: Junge Zweige und Blätter für das ätherische Öl.

Wissenschaftlich anerkannte Wirkung: Bei bakteriellen Infektionen und Pilzinfektionen der Haut, bei vaginalen Infektionen (durch Trichomonaden oder Candida) und Entzündung des Gebärmutterhalses (Zervizitis).

Traditionelle/volkstümliche Anwendung: Bei kleinen, oberflächlichen Wunden, kleinen Geschwüren (Furunkel, Akne), zur Wunddesinfektion, bei Insektenstichen und Warzen, gegen Juckreiz und Hautreizungen bei Fußpilz. Bei leichten Mundschleimhautentzündung und Erkältungskrankheiten.

Eigenschaften des ätherischen Öls: Antibakteriell, antiviral, antimykotisch, schmerzstillend, wundheilungsfördernd, insektenabwehrend. Der charakteristische würzige, leicht scharfe Duft ist erfrischend, reinigend und stärkend.

Yoni-Steaming-Anwendungen: Harnwegsbeschwerden, Vaginalinfektionen, Juckreiz, Wundsein, im Wochenbett.

Vorsicht: Teebaumöl oxidiert sehr schnell, daher nach Anbruch licht- und luftgeschützt lagern. Zügig aufbrauchen, maximal ein halbes Jahr aufbewahren.

Thymian
Thymus vulgaris, Thymus zygis

Lippenblütler (Lamiaceae)

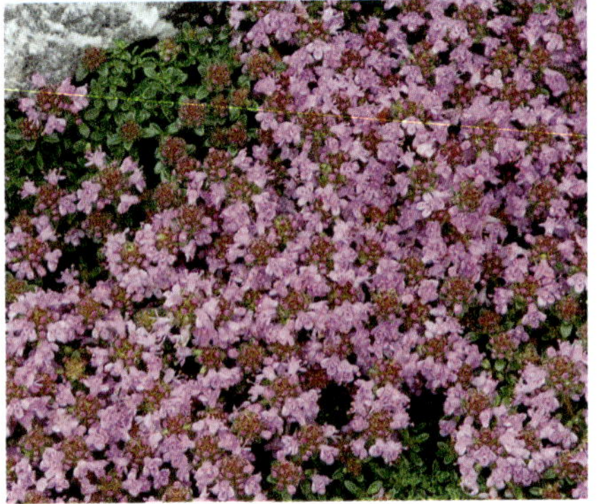

Verwendete Pflanzenteile: Blühendes Kraut, auch zur Gewinnung des ätherischen Öls. Neben dem Echten Thymian (*Thymus vulgaris*) wird auch der Spanische oder Joch-Thymian (*Thymus zygis*) verwendet.

Wissenschaftlich anerkannte Wirkung: Innerlich als Tee oder Fertigarzneimittel und äußerlich als Aromamischung bei Katarrhen der oberen Luftwege und Bronchitis. In Form von Mundspülungen bei Entzündungen der Mundschleimhaut und Mundgeruch.

Eigenschaften des ätherischen Öls: Das je nach Chemotyp (siehe unten) frisch, fruchtig bis würzig riechende Öl wirkt antibakteriell, antiviral, antimykotisch, desinfizierend und schleimlösend.

Traditionelle/volkstümliche Anwendung: Schleimlösend bei erkältungsbedingtem Husten.

Yoni-Steaming-Anwendungen: Thymian CT geraniol oder linalool bei Vaginalinfektionen und Harnwegsbeschwerden.

Interessantes und Nützliches: Es gibt verschiedene Chemotypen (CT) des ätherischen Öls von *Thymus vulgaris*, zum Beispiel Thymian CT Carvacrol, CT Thymol, CT Linalool, CT Geraniol, CT Thujanol. Die Wirkstoffe der Chemotypen variieren stark. Daher beim Einkauf auf den richtigen Chemotyp linalool oder geraniol achten.

Zinnkraut
Equisetum arvense

Synonym: Ackerschachtelhalm

Schachtelhalmgewächse (Equisetaceae)

Verwendete Pflanzenteile: Sterile oberirdische Teile, also das Kraut (Equiseti herba).

Wissenschaftlich anerkannte Wirkung: Innerlich als Tee zur Durchspülung der Harnwege, unterstützend bei der Behandlung bakterieller Harnwegsinfektionen. Äußerlich als blutstillendes Mittel und zur Wundheilung.

Yoni-Steaming-Anwendungen: Trotz häufiger Literaturvermerke ist es nach derzeitigem wissenschaftlichen Stand nicht plausibel, dass relevante Wirkstoffe über den Wasserdampf beim Yoni-Steamig zur Anwendung kommen.

Heilpflanzen sammeln und ernten

- Nur so viel du benötigst, am besten an Standorten mit zahlreichem Vorkommen und einer gesunden schadstoffarmen Umgebung (also nicht direkt neben der Straße, dem konventionell bewirtschafteten Acker oder der Hundepipi-Strecke).

- Sammle nur Pflanzen, die du sicher kennst oder bestimmen kannst. Bevorzuge gesunde und saubere Pflanzen ohne Schimmel- oder Fäulnisstellen.

- Wähle zum Sammeln einen trockenen, nicht zu heißen Tag. Nach Regenperioden oder längerer Trockenheit kann der Wirkstoffgehalt niedriger sein. Oberirdisch wachsende Pflanzenbestandteile mit leichtflüchtigen Inhaltsstoffen werden am besten zu Beginn der Blüte bzw. nach Ausbildung der Frucht oder des Samens und vor der Mittagszeit geerntet, Wurzeln und Rinden dagegen im Spätsommer und Herbst und am frühen Morgen.

- Transportiere dein Erntegut in einem luftdurchlässigen Korb oder einer Stofftasche und lege oder hänge es zügig an einem luftigen und schattigen Ort zum Trocknen auf. Feuchtigkeit kann zu Fäulnis und Schimmelbildung führen, Sonneneinstrahlung und Hitze entziehen wertvolle Inhaltsstoffe.

- Fülle dein vollständig getrocknetes Pflanzenmaterial locker und möglichst unzerkleinert in ein lichtundurchlässiges Gefäß, Braunglas, Weißblech, Holz, Porzellan, Aromaschutzpapier.

- Vor dem Steaming kannst du die benötigte Menge an Pflanzenmaterial zerkleinern bzw. feste Samen, wie zum Beispiel Fenchel, mit dem Mörser anstoßen.

Anhang

Bezugsquellen

Yoni Steam Hocker:
www.yunnabox.de
www.quittenduft.ch
www.stadelmann-natur.de

Heilpflanzen:
www.sonnentor.de
www.bahnhof-apotheke.de

Ätherische Öle und Aromamischungen:
www.bahnhof-apotheke.de
www.farfalla.ch/de/
www.primaveralife.com
www.stadelmann-natur.de

Begleitung fürs Yoni Steaming

www.yunna.org/yunna-netzwerk
(Deutschland, Österreich, Schweiz)

steamychick.institute/directory/
(weltweit)

Seminare, Ausbildungen und weitere Infos

www.yunna.org/seminare (deutsch)
www.steamychick.institute (englisch)
www.arzneipflanzenlexikon.info
www.heilpflanzen-atlas.de

Hilfe für Opfer von sexuellem Missbrauch

Unter der Nummer **0800 22 55 530** ist das Hilfe-Telefon Sexueller Missbrauch montags, mittwochs und freitags von 9 bis 14 Uhr sowie dienstags und donnerstags von 15 bis 20 Uhr deutschlandweit, kostenfrei und anonym erreichbar. Das Hilfe-Telefon ist eine Anlaufstelle für Menschen, die Entlastung, Beratung und Unterstützung suchen, die sich um ein Kind sorgen, die einen Verdacht oder ein „komisches Gefühl" haben, die unsicher sind und Fragen zum Thema stellen möchten. Es bietet auch eine Online-Beratung an.

Verwendete Literatur

Achmüller, Arnold: Wickel, Salben und Tinkturen. Das Kräuterwissen der Bauerndoktoren in den Alpen, 2. Auflage. Edition Raetia, Bozen 2016

Ammon, Hermann P.T.; Schubert-Zsilavecz Manfred (Hrsg.): Hunnius Pharmazeutisches Wörterbuch, 11. Auflage. de Gruyter, Weinheim 2014

Blaschek, Wolfgang (Hrsg.): Wichtl – Teedrogen und Phytopharmaka. Wissenschaftliche Verlagsgesellschaft, Stuttgart 2016

Bühring, Ursel: Praxis-Lehrbuch der modernen Heilpflanzenkunde. Haug Verlag, Stuttgart 2011

Bühring, Ursel: Alles über Heilpflanzen. Ulmer Verlag, Stuttgart 2020

Garza, Keli: Case studies show that vaginal steaming after misscarriage may speed up recovery. www.steamychick.com/blog/case-studies-show-that-vaginal-steaming-after-miscarriage-may-speed-up-recovery

Grönemeyer, Friederike; Grönemeyer Dietrich: Selbst heilen mit Kräutern. Pflanzenheilkunde für zu Hause. Mit Anleitung zur medizinischen Anwendung und Dosierung. Becker Joest Volk Verlag, Hilden 2019

Henning, Ann-Marlene; Bremer-Olszewski Tina: Make Love. Ein Aufklärungsbuch. Rogner & Bernhard GmbH, Berlin 2012

Hosner, Josianne: Zyklisch leben. Freude und Kraft aus dem Zyklus schöpfen. Stadelmann-Verlag, Wiggensbach 2022

Kneipp, Sebastian; Fey, Christian (Hrsg.): Meine Wasserkur. Kneipps erstes und erfolgreichstes Buch seiner Gesundheitspflege und Heillehre. Ehrenwirth Verlag, München 1972

Kruse, Britta-Juliane: „Die Arznei ist Goldes wert“. Mittelalterliche Frauenrezepte. De Gruyter, Berlin 1999

Matreitz, Tobias: Naturheilverfahren. BASICS. Urban und Fischer Verlag, München 2007

Michalsen, Andreas: Heilen mit der Kraft der Natur. Meine neuesten Ergebnisse aus Forschung und Praxis. Wissen, was wirklich hilft. Insel, Berlin 2020

Schilcher, Heinz; Stadelmann, Ingeborg, Herb, Christian: Duft- und Heilpflanzen. Stadelmann Verlag, Wiggensbach 2014

Schulte-Uebbing, Claus: Hildegard Frauenheilkunde. Körper und Seele ganzheitlich behandeln. Pattloch Verlag, Augsburg 1995

Seethaler, Susanne: Das Heilwissen der Frauen vom Land für den weiblichen Körper. Nymphenburger Verlag, München 2009

Stadelmann, Ingeborg: Die Hebammensprechstunde, 4. Aufl. Stadelmann Verlag, Wiggensbach 2021

Stadelmann, Ingeborg: Bewährte Aromamischungen, 6. Aufl. Stadelmann-Verlag, Wiggensbach 2009

Stanek, Dörte: Zyklen leben 2022. Journal für dein zyklisches Leben, Berlin 2021

Steflitsch, Wolfgang; Wolz, Dietmar; Buchbauer, Gerhard; Heuberger, Eva; Stadelmann, Ingeborg (Hrsg.): Aromatherapie in Wissenschaft und Praxis, 2. erweiterte Auflage. Stadelmann-Verlag, Wiggensbach 2021

Steinert, Ulrike: I smell a rat! Fumigation in Mesopotamian and Hippocratic recipes for women's ailment – Part 1: https://recipes.hypotheses.org/3278v

Treben, Maria: Gesundheit aus der Apotheke Gottes. Ennsthaler, Steyr 2022

Vandenburg, Tycho; Braun, Virginia: ‚Basically, it's sorcery for your vagina': unpacking Western representations of vaginal steaming. Cult Health Sex 2017;19(4):470–485

Vogler, Eberhard; Brinkhaus Benno (Hrsg.): Kursbuch Naturheilverfahren für die ärztliche Weiterbildung, 2. Aufl. Elsevier, München 2017

Werner, Monika; von Braunschweig, Ruth: Praxis Aromatherapie, 4. überarbeitete Auflage. Haug Verlag, Stuttgart 2014

Wolters, Bruno: From Northeast Asia to Tierra des Fuego – history and spreading routes of Native American steam baths and other bath therapies. Migration and Diffusion 2005; www.migration-diffusion.info/article.php?year=2005

Zumsteg, Isabelle S.; Weckerle, Caroline S.: Bakera, a herbal steam bath for postnatal care in Minahasa (Indonesia): Documentation of the plants used and assessment of the method. Journal of Ethnopharmacology 2007; 111: 641-650

Verwendete Internet-Quellen

Blogartikel, interaktive Vaginal Steam World Map, Kurzbiografie von Keli Garza: https://www.steamychick.com

Papyrus Ebers: https://papyrusebers.de Hinweise auf Intimräucherungen: Eb 795 (94, 7 – 94, 8); Eb 793 (94, 3 – 94, 5)

Kamillen-Dampfsitzbad in der Anthroposophischen Pflege: www.pflege-vademecum.de/kamillen-dampfsitzbad.php, Video-Anleitung: https://www.youtube.com/watch?v=H99K7WkaVT8&t=125s

Volkskundliche Forschung zur volksmedizinischen Anwendung von Heilpflanzen in Österreich: http://www.zdn.info/downloads/VOLKSMEDIZIN_IN_TIROL_Oskar_Ausserer.pdf

Register

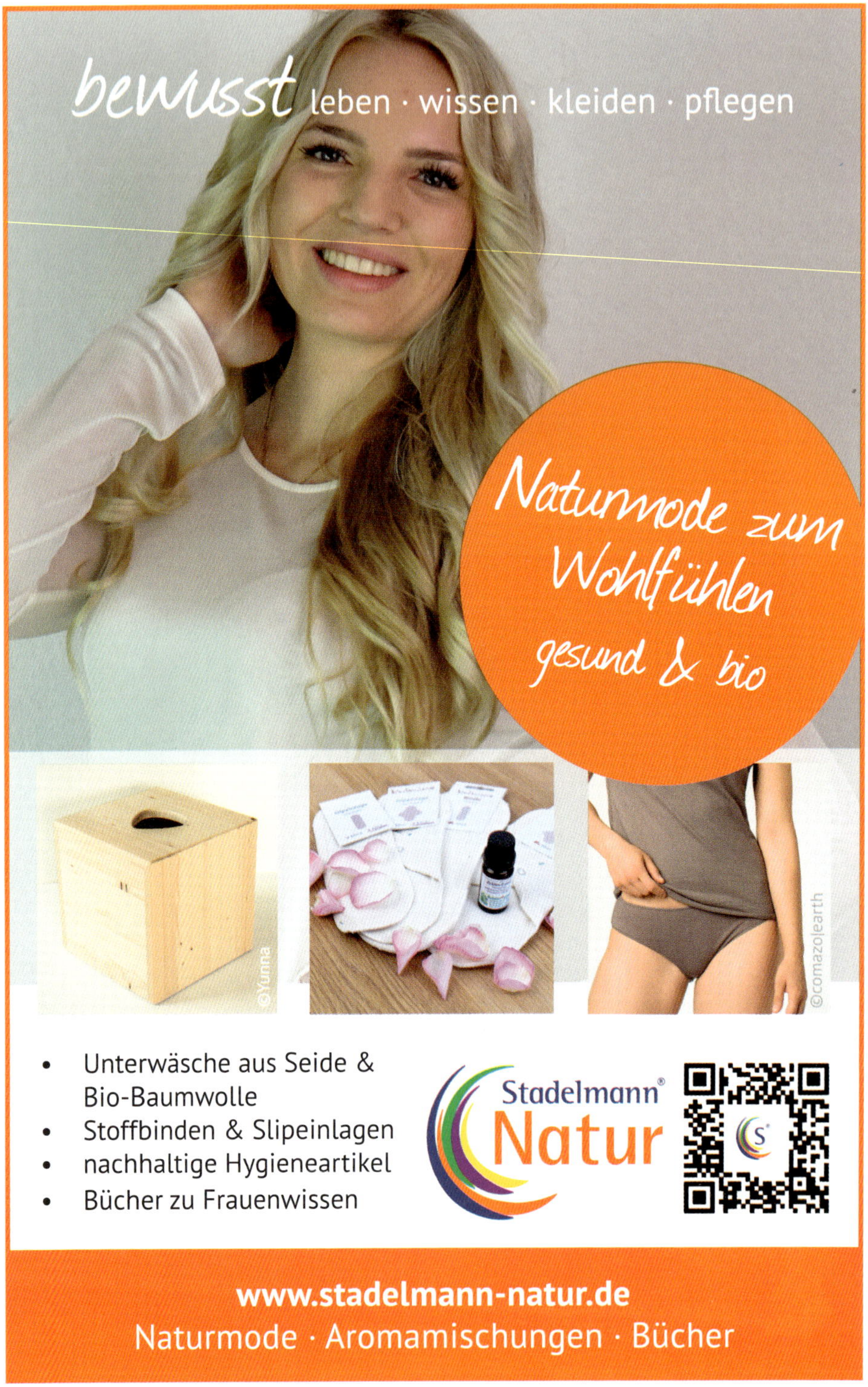